DE HORMOON REVOLUTIE

Ook verscheen van Maisie Hill bij Xander Uitgevers
De Cyclus Strategie (2020)

MAISIE HILL

De Hormoon Revolutie

Uitgegeven door Xander Uitgevers
www.xanderuitgevers.nl

Oorspronkelijke titel: *Period Power*
Oorspronkelijke uitgever: Green Tree, Bloomsbury Publishing
Vertaling: Marie Lotte Hagen en Nydia van Voorthuizen
Omslagontwerp: Studio Marlies Visser
Auteursfoto: Jo Bridges
Illustraties binnenwerk: Jasmine Parker
Zetwerk: Michiel Niesen, ZetProducties

Copyright © 2019 Maisie Hill
Copyright © 2020 voor de Nederlandse taal:
Xander Uitgevers BV, Haarlem

Eerste druk 2020

ISBN 978 94 0161 259 3 | NUR 320

De uitgever heeft getracht alle rechthebbenden te traceren. Mocht u desondanks menen rechten te kunnen uitoefenen, dan kunt u contact opnemen met de uitgever. Niets uit deze uitgave mag openbaar worden gemaakt door middel van druk, fotokopie, internet of op welke andere wijze ook, zonder voorafgaande schriftelijke toestemming van de uitgever.

INHOUD

Voorwoord 7

1 Ch-ch-ch-ch-changes 13

2 Treat yo self 101

3 Selfcare 105

4 Als de boel in duigen valt 199

Appendix 279
Woordenlijst 281
Meer info 289
Bronnen 297

VOORWOORD

Dit boek is een vervolg op *De Cyclus Strategie*. Daarin legde ik uit dat je lichaam elke maand door verschillende fasen gaat en welke hormonen daarbij een rol spelen. Elke fase kun je zien als een seizoen: winter, lente, zomer en herfst. Door je cyclus bij te houden en te weten in welke fase je zit, kun je je maandelijkse krachten maximaliseren en op de mindere dagen je levensstijl aanpassen.

Je cyclus tracken, en op die manier dus uitvinden wat jouw sterke punten per seizoen van je cyclus zijn, is levensveranderend. Net zoals weten wanneer in je cyclus het voelt alsof er geen licht meer is aan het eind van de tunnel. Zoiets eenvoudigs als je cyclus tracken is al een interventie op zichzelf, dus houd het vol en als je nog niet begonnen bent (kan gebeuren!), dan is dit het perfecte moment om ermee te starten. Omdat er zoveel mensen problemen ervaren rondom hun menstruatiecyclus, willen we zoveel mogelijk handvatten bieden om jouw ervaring te verbeteren, dat is waar *De Hormoon Revolutie* om draait. Gedurende de vijftien jaar die ik me als specialist bezighoud met de gezondheid van vrouwen heb ik veel tips opgepikt die klachten rondom je menstruatiecyclus helpen verbeteren en dit boek staat er vol mee. Je zult mijn algemene aanbevelingen ontdekken rondom het verbeteren van je hormonale en reproductieve gezondheid, evenals mijn plan van aanpak voor het verbeteren van specifieke aandoeningen zoals:

- Premenstrueel syndroom (PMS)
- Premenstruele dysfore stoornis (PMDD)
- Uitblijvende menstruaties
- Zware menstruaties
- Onregelmatige cycli
- PCOS
- Menstruatiepijn
- Endometriose
- Adenomyose
- Cysten op de eierstokken
- Vleesbomen

Er zijn ook momenten in het leven die een andere aanpak vereisen. Je tienerjaren, wanneer je stopt met hormonale anticonceptie, zowel tijdens pijnlijke vruchtbaarheidsuitdagingen als tijdens en na een zwangerschap, en de perimenopauze. Te vaak worden deze belangrijke hoofdstukken uit ons leven afgedaan als minderwaardig. Dit moet veranderen, want ze hebben een enorme impact op onze

VOORWOORD

hormonen en ons dagelijks leven. Als cismannen dit soort gedenkwaardige periodes zouden doormaken in hun leven, zouden die momenten veel serieuzer genomen worden. Er zou zeker weten meer support zijn. In hoofdstuk 1 deel ik mijn gedachten rondom het belang van deze transformatieve periodes en hoe ze je hormonen en je ervaring van de menstruatiecyclus en levenscyclus beïnvloeden. Ook deel ik mijn favoriete alternatief op het tracken van je cyclus voor als je niet menstrueert.

Ik wil je geruststellen over alles wat normaal is, en ik wil het belang benadrukken van het zoeken van medische hulp – in welke vorm dan ook die jij geschikt acht – als de boel misloopt.

Volgens een rapport uit 2018 van Public Health England, ervaart de meerderheid van ons symptomen rondom reproductieve gezondheid. Hun onderzoek vond dat 80 procent van de vrouwen op z'n minst één symptoom ervaarde rondom de reproductieve gezondheid in het afgelopen jaar en de helft van de deelnemers meldde problemen rondom de menstruatie. In de leeftijdsgroep 16 tot 24 jaar steeg dit percentage naar driekwart van de vrouwen. Maar ondanks dat problemen rondom de reproductieve gezondheid zo vaak voorkomen, schakelt minder dan de helft van vrouwen met symptomen medische hulp in. Dit getal is niet gerelateerd aan de ernst van de symptomen van deze vrouwen. Alsje-, alsje-, alsjeblieft, als je je ook maar enigszins zorgen maakt over je reproductieve of hormonale gezondheid, neem dan contact op met je huisarts en/of een andere gekwalificeerde natuurgeneeskundige die gespecialiseerd is in het behandelen van klachten zoals die in dit boek beschreven staan. Je bent niet gedoemd om de rest van je leven te moeten dealen met pijn en lijden en je hebt recht op reproductieve gezondheidszorg die je symptomen en levenskwaliteit verbetert.

Los van de noodzaak om een passende behandeling te ontvangen, is het belangrijk dat we de problemen die we hebben aangeven, omdat medische statistieken daar accurater van worden en onze ervaringen beter weerspiegelen. Daardoor verhoogt de kans op financiering van medisch onderzoek naar reproductieve aandoeningen. Door zorgverleners op de hoogte te brengen van de positieve en negatieve uitkomsten, inclusief bijwerkingen, ontstaat er daarnaast ook de mogelijkheid om de doeltreffendheid en veiligheidsmarges te verbeteren.

In de loop der jaren heb ik met flink wat cliënten gewerkt en veel kennis opgedaan over hoe te dealen met menstruatieproblemen. In dit boek deel ik mijn favoriete manieren met je. Het is veel, dus voordat je klem komt te zitten wil ik dat je dit in je hoofd prent: vertrouw op de wijsheid van je baarmoeder. Als we een boek oppakken dat is geschreven door een expert, hebben we soms de neiging blind te vertrouwen op alles wat diegene zegt. Hoewel ik veel ervaring heb en veel goede suggesties doe, zie ik liever dat je je eigen intuïtie als uitgangspunt neemt. Naar alle waarschijnlijkheid heb je allang een idee van wat je nodig hebt, of dat nu meer slaap is, ontspanning, beweging, verbinding, tijd voor jezelf of professionele hulp. Vertrouw op je instinct tijdens het lezen van de volgende hoofdstukken.

Kies een aantal van mijn suggesties die snel en makkelijk in je eigen leven te implementeren zijn, en pik er nog een paar andere uit waar je misschien naartoe wilt werken, alleen of met hulp.

Het is cruciaal dat je kiest voor wat voor jou werkt, en dat kan iets heel anders zijn dan wat past bij je beste vriendin of zus. Sommige mensen merken dat beweging hun energie brengt tijdens de innerlijke herfst. Voor anderen geldt juist dat sport ze verder uitput, en dat ze in plaats daarvan behoefte hebben aan rust en voedzaam eten. Nogmaals, vertrouw op je intuïtie en op de signalen die je lichaam je geeft.

Ik heb vertrouwen in de westerse geneeskunde én in de 'alternatieve' geneeskunde, en ik geloof dat die twee naast elkaar kunnen bestaan, zodat je toegang hebt tot het beste van twee werelden; je kunt een operatie ondergaan én voedingstherapie gebruiken om de gewenste resultaten te krijgen. Maar we moeten voorzichtig zijn met het gebruik van hormonale medicijnen. Ons wordt vaak verteld dat hormonale medicatie problemen zoals menstruatiepijn, endometriose, adenomyose en onregelmatige cycli aanpakken, maar dat is niet zo. Zoals je in hoofdstuk 3 zult leren, kunnen ze symptomen zeker bestrijden en ik zal je er dan ook zeker niet op afrekenen als je op dergelijke medicatie vertrouwt, maar weet dat ze de onderliggende problemen van die symptomen niet écht behandelen. Ze

DE CYCLUS STRATEGIE

kunnen de boel zelfs verergeren. Daarom pleit ik ervoor dat we streven naar betere opties en een verbeterde toegang tot de strategieën die wél werken.

Ik moedig je van harte aan om meer te praten over je ervaringen met de menstruatiecyclus, of dat nu is met je huisarts, je gynaecoloog of een andere zorgverlener, met je vrienden en familie, je partner, je klasgenoot of collega. Hoe meer we onze verhalen delen, hoe meer we zullen worden gehoord. Jouw verhaal verdient het om gehoord te worden.

1
Ch-ch-ch-ch-changes

Er zijn specifieke momenten in je leven waarop je hormonen geneigd zijn een tikkeltje van de voorspelbare route af te wijken, of waarin je relatie met je lichaam en je cyclus kan veranderen. Het mooie aan De Cyclus Strategie is dat die niet in steen gebeiteld is; de aanpak kan worden aangepast aan jouw situatie en zal met je mee ontwikkelen. In dit hoofdstuk gaan we kijken naar de tienerjaren, het gebruik van hormonale anticonceptie, vruchtbaarheidsproblemen, zwangerschap, moederschap, transgender zijn en hoe de maancyclus te gebruiken is als aanvulling op de menstruatiecyclus, of zelfs als vervanging als je niet (meer) menstrueert.

Girl, You'll Be a Woman Soon
De eerste keer dat je menstrueert kan een enorme schok zijn, zeker als je er weinig of niets over weet. Het kan ook iets zijn wat je graag wil, een gewenste status – vooral als je vrienden hebt die hun eerste keer al achter de rug hebben. Bij de meeste mensen gaat de eerste menstruatie

gepaard met een mengeling van emoties, want ongeacht of je menstruatie gewenst is of niet, en ongeacht of deze nieuwe toestand reden is voor feest of schaamte, betekent het een verandering in jou. Het betekent dat je je jeugd achter je laat en je naar verluidt 'een vrouw' wordt – of je nu wil of niet.

Hoewel de gemiddelde leeftijd waarop de meeste mensen voor het eerst ongesteld worden zo rond de 12-13 jaar ligt, kun je aan beide kanten van dat gemiddelde afwijken en jonger of ouder zijn. De puberteit is een proces en een van de eerste tekenen dat dat proces is begonnen, is het verschijnen van borstknopjes, waarbij het tepel- en het borstgebied opzwellen. Ook worden de tepels donkerder en het is mogelijk dat er kleine bultjes op te zien zijn. Zo'n jaar of twee, drie na de ontwikkeling van de borstknopjes begint naar alle waarschijnlijkheid de menstruatie, hoewel het ook een stuk sneller kan gaan, bijvoorbeeld als de borstknopjes pas op 13-jarige leeftijd beginnen te groeien. Naast dat de vorm van je lijf verandert, je borsten groter worden en er uit het niets opeens overal schaamhaar verschijnt, kan het zijn dat je – tot ongeveer een jaar voordat de menstruatie daadwerkelijk begint – een wittige vloeistof in je ondergoed en in je vagina opmerkt, die een beetje gelig wordt als het opgedroogd is. In de weken voor je eerste menstruatie kan de afscheiding iets weg hebben van eiwit. Dit type vloeistof wordt gemaakt door de baarmoederhals; het is een teken dat de ovulatie op het punt staat te beginnen en het is een handig hulpmiddel om te voorspellen wanneer je menstruatie start (ongeveer 14 dagen later), zowel vlak voor je eerste menstruatie begint als in toekomstige cycli.

Het is heel normaal dat je als tiener anovulatoire cycli hebt waarin er geen eicel wordt vrijgegeven. En het is eveneens normaal als het een paar jaar duurt voordat je regelmatig ovuleert. In de eerste twee jaar van je menstruerende leven vindt er bij ongeveer de helft van de cycli een ovulatie plaats. Ergens in de eerste vijf jaar stijgt dat percentage naar 75 procent en in de jaren daarna bereik je het volwassen percentage, waarin 80 procent van je cycli ovulatoir is. Als gevolg van anovulatoire cycli hebben tieners vaak polycysteuze eierstokken. De follikels in hun eierstokken reageren ijverig op de hormonale signalen die door het lichaam sjezen. Ze ontwikkelen zich en bereiden zich voor op de eisprong, maar die bereiken ze niet altijd. Zie het als een reeks generale repetities met als resultaat een verzameling follikels aan het oppervlak van de eierstokken, die uiteindelijk als cysten achterblijven. Als je meerdere cysten op je eierstokken hebt (de medische benaming daarvoor is polycysteuze eierstokken) betekent dat niet automatisch dat je polycysteus ovariumsyndroom (PCOS) hebt. Om als tiener de diagnose PCOS te krijgen moet je – gezien de prevalentie van polycysteuze eierstokken in de tienerjaren – aan alle drie de zogenaamde criteria van Rotterdam voldoen (meer hierover op pagina 260). Heb je cysten op je eierstokken, maar heb je daar geen last van, is je cyclus verder regelmatig en zijn er geen tekenen van een teveel aan androgenen (zoals haargroei op je gezicht of lichaam, of als dat blijkt uit een bloedtest), dan hoef je waarschijnlijk alleen je gezondheid te ondersteunen door gezond en regelmatig te eten, voldoende te sporten en genoeg te slapen. Na verloop van tijd zul je waarschijnlijk steeds regelmatiger gaan ovuleren. Tenzij er dus een duidelijk probleem is, volstaat het om de boel een beetje in de gaten te houden. Zorg ervoor dat je zo min mogelijk in aanraking komt met chemicaliën die het hormoon oestrogeen nabootsen – zoals bisfenol A (BPA), dat vaak voorkomt in plastic voedselbakjes en waterflessen, maar dat bijvoorbeeld ook terug te vinden is op kassabonnen die op thermisch papier zijn afgedrukt (zie pagina 192). BPA wordt in verband gebracht met vroege puberteit en borstkanker. Zolang de eisprong nog geen regelmatige gebeurtenis is, ben je vatbaar voor een hormonale disbalans door een teveel aan oestrogeen. Blootstelling aan chemicaliën zoals BPA zal dat alleen maar verergeren.

> **Anovulatie**
>
> Zowel bij medische professionals als bij het publiek heerst de verwachting dat er twee weken voor een menstruatie een eisprong plaatsvindt. Maar toen Noorse onderzoekers de ovulatie van 3000 vrouwen onder de loep namen, ontdekten ze dat er bij slechts 63,3 procent van hen sprake was geweest van ovulatie, ondanks het feit dat alle deelnemers men-

struatiecycli hadden van normale duur. Ze concludeerden dat anovulatie (het wegblijven van ovulatie in een cyclus) voorkomt in meer dan een derde van de normale menstruatiecycli.

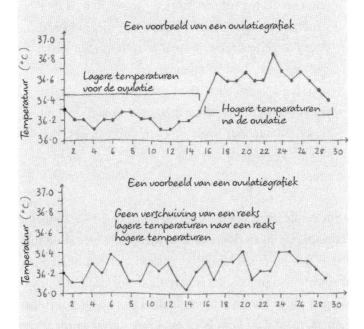

Als er geen eisprong plaatsvindt tijdens een cyclus, kan dat tot gevolg hebben dat de cyclus korter of langer duurt, of dat de menstruatie lichter of zwaarder is. De beste manier om anovulatie te herkennen is door je basale lichaamstemperatuur (BBT) bij te houden. Omdat je BBT na de ovulatie aanzienlijk zou moeten stijgen, zouden er twee duidelijke fases te onderscheiden moeten zijn binnen een cyclus:

> een lagere temperatuur voor de eisprong en een hogere temperatuur erna. Als je niet ovuleert, dan blijft je temperatuur laag.
>
> Hoewel het uitblijven van de eisprong stressvol kan zijn als je probeert zwanger te worden, is incidentele anovulatie niet bijzonder zorgwekkend. Begin je ze te krijgen terwijl je ze nog niet eerder had, of neemt de frequentie van je anovulatoire cycli toe (vooral als je er meerdere op rij hebt) dan is het belangrijk te achterhalen wat er aan de hand is. Ze zouden een teken kunnen zijn van een hormonale disbalans.

In de eerste jaren van je menstruerende leven – wanneer je lichaam pogingen doet om te ovuleren die niet altijd lukken – heb je waarschijnlijk te maken met een hormonale disbalans. Nogmaals, dat is hartstikke normaal. Er zijn wel dingen die je kunt doen om de boel een beetje vooruit te helpen, maar daar kom ik zo op. Progesteron wordt alleen geproduceerd als je ovuleert, en het is nu juist progesteron dat je oestrogeen een beetje onder controle houdt. Als je niet regelmatig ovuleert, is het hormoon oestrogeen waarschijnlijk dominant, wat kan leiden tot zware menstruaties, PMS, een opgeblazen gevoel, zwellingen, gevoelige borsten en stemmingswisselingen. Daarbij is je lichaam nog niet gewend aan deze plotselinge toestroom van hormonen. De hormoonreceptoren door je hele lichaam zijn heel gevoelig omdat ze nog een beetje op gang moeten komen, waardoor je extra gevoelig bent op hormonaal niveau. En dat merk je waarschijnlijk aan hoe je je emotioneel gezien voelt.

In je tienerjaren wordt het volgende als normaal beschouwd:

- Een gemiddelde cyclusduur van 32 dagen in het eerste jaar van de menstruatie, uiteenlopend van 21 tot 45 dagen.
- Het duurt een paar jaar voordat je ovulatiecycli regelmatig zijn, waardoor je:
  ◊ symptomen kunt krijgen door overmatig oestrogeen
  ◊ polycysteuze eierstokken kunt hebben, zonder dat je PCOS hebt

Als je 15 bent en je eerste menstruatie is nog nergens te bekennen, is het goed om contact op te nemen met de huisarts. Er zijn veel verklaringen te bedenken waarom je menstruatie uitblijft, en het zit er dik in dat de boel net op gang komt op de dag van je afspraak, maar het is de moeite waard te onderzoeken wat er aan de hand is. Raadpleeg je huisarts ook als je zo veel last hebt van menstruatiekrampen dat je zonder pijnstillers niet naar school kunt of bepaalde activiteiten die je normaal gesproken leuk vindt niet kunt doen. Menstruatiepijn komt vaak voor, maar het is niet normaal. Ernstige pijn kan een teken zijn van een aandoening met de naam endometriose (zie pagina 223).

Er gaan soms helaas jaren overheen voordat endometriose gediagnosticeerd wordt en sommige medische professionals gaan er zelfs van uit dat tieners te jong zijn om het te krijgen. Dat laatste klopt niet. Als iemand je dat vertelt, accepteer het dan niet en vraag om een doorverwijzing naar een specialist die hopelijk meer over de aandoening weet. Een pijnlijke menstruatie betekent niet automatisch dat je endometriose hebt. De meeste krampen zijn drastisch te verminderen door veranderingen in je voeding en je levensstijl. Denk aan het weglaten van koemelk, het aanvullen van je dieet met magnesium, omega 3-vetzuren en vitamine B, voldoende slaap en voldoende lichaamsbeweging – wat ook helpt bij PMS en stemmingswisselingen. Oestrogeendominantie is een mogelijke oorzaak van zware menstruaties, dus het aanpakken ervan kan bloedverlies verminderen. Net als je dieet aanvullen met een ijzersupplement en kurkuma en het gebruik van niet-steroïde ontstekingsremmende geneesmiddelen (NSAID's) zoals ibuprofen. In hoofdstuk 4 kun je meer lezen over menstruatieproblemen, en over het omlaagbrengen van je oestrogeengehalte kun je lezen in hoofdstuk 3. Maak je je zorgen over doorlekken, neem dan eens een kijkje achter in dit boek, bij Meer info, waar je een lijst bedrijven kunt vinden die *period underwear* maken. Ze produceren ondergoed dat ongelooflijk absorberend is, en speciaal is ontworpen om je bloed op te vangen zonder dat je maandverband of tampons hoeft te gebruiken. Als je een zware menstruatie hebt, is dit soort ondergoed ook fijn als back-up en kun je het in combinatie met andere producten gebruiken. Als het gaat om menstruatie bij tieners, is acupunctuur heel nuttig bij het reguleren van de cyclus, het verminderen van zware bloedingen en het verlichten van pijn. Ik vind het ook fantastisch om tieners te leren hoe ze castoroliepakkingen en buikmassages bij zichzelf kunnen doen, want beide methodes brengen je in contact met je lichaam. Ze zijn bovendien betaalbaarder dan een wekelijks bezoek aan een acupuncturist of masseur, en je kunt de technieken gedurende de rest van je leven toepassen. Het is nooit te vroeg om je lichaam te leren kennen en om te leren hoe je ervoor moet zorgen. In je tienerjaren heb je mooi de kans om menstruatieproblemen aan te pakken, in plaats van je toevlucht te nemen tot onnodige medicatie zoals de pil.

Hoewel je misschien kiest voor hormonale anticonceptie (zoals de pil) om zwangerschap te voorkomen (en daarbij niet vergeet dat de pil niet beschermt tegen seksueel overdraagbare aandoeningen), pak je daarmee niet op een geweldige manier je menstruatieproblemen aan. Hormonale anticonceptie behandelt je problemen niet, maar stopt ze gewoon door te voorkomen dat je ovuleert en je menstruatie krijgt (de bloedingen in de stopweek van de pil zijn geen menstruaties, maar onttrekkingsbloedingen). Een veelvoorkomende bijwerking bij gebruik van de pil is depressie. Daar zit natuurlijk sowieso niemand op te wachten, maar vooral in je tienerjaren, als je de wereld en jouw plaats daarin aan het ontdekken bent, is een depressie wel het laatste wat je kunt gebruiken. De inzichten die je opdoet tijdens je menstruatiecyclus kunnen een belangrijke factor zijn in de keuzes die je maakt in het leven en de richting die je op gaat. Het slikken van de pil kan deze krachtige functie uitschakelen. Ik zeg niet dat je de pil niet moet nemen, maar ik vraag je wel om alle effecten ervan te overwegen. Niet in de minste plaats omdat de hormonen van je menstruatiecyclus verantwoordelijk zijn voor je botdichtheid. Niet menstrueren tijdens je tienerjaren, vooral als de oorzaak daarvan extreem sporten is, kan leiden tot een lage botdichtheid als je in de twintig bent.

Zowel tieners als volwassen menstrueerders gebruiken de pil vaak om hun huid te verbeteren, wat absoluut begrijpelijk is. Acne is geen pretje en kan een enorme invloed hebben op je zelfvertrouwen. Gelukkig zijn er ook andere manieren waarop je iets aan de rode vlekken kunt doen. De hormonen in zuivelproducten gemaakt van koemelk worden bijvoorbeeld in verband gebracht met acne, net als het consumeren van suiker en geraffineerde koolhydraten zoals brood, pasta, rijst en granen. Uit onderzoek blijkt dat het beperken van al deze producten acne vermindert. Je dieet aanvullen met omega 3-vetzuren, zink en vitamine A kan ook helpen. Kom je in de verleiding een middel genaamd isotretinoïne te gebruiken – een medicijn dat voorgeschreven kan worden bij acne – probeer dan eerst de maatregelen die ik zojuist noemde. Verschillende onderzoeken hebben aangetoond dat isotretinoïne niet alleen een hele rits aan vervelende bijwerkingen met zich mee kan brengen, maar ook voor langdurige schade kan zorgen. Je mag het middel niet gebruiken als je zwanger bent, omdat het zwangerschapsverlies of ernstige geboorteafwijkingen tot gevolg kan hebben. Daarom krijg je vaak ook de pil erbij voorgeschreven.

Het in kaart brengen van je cyclus is een goede gewoonte om te ontwikkelen. Je leert er de ins en outs van je eigen cyclus door kennen en je leert je eigen lichaam steeds beter lezen. Bovendien stelt het American College of Obstetricians and Gynaecologists dat de menstruatiecyclus beschouwd zou moeten worden als de vijfde vitale functie bij de evaluatie van de gezondheid – na lichaamstemperatuur, hartslag, bloeddruk en ademhaling – omdat die kan helpen bij het vroeg opsporen van gezondheidsproblemen. Met het tracken van je cyclus geef je ook je zelfvertrouwen een boost. En daarbij is het een waardevol hulpmiddel bij het ondersteunen van je mentale gezondheid.

Het zou kunnen dat je in elke cyclus een vrij lange lente hebt, terwijl je lichaam rustig gewend raakt aan het proces van ovulatie. Daardoor zijn je cycli ook wat aan de lange kant. Logisch, je zit tenslotte ook in de lentefase van je leven. Geniet ervan! Jonge mensen staan enorm onder druk om erachter te komen wat ze met hun leven moeten doen, en als je dat gewicht op je schouders voelt, gebruik het lenteseizoen in je cyclus dan om de zaken luchtig te houden en je mogelijkheden te verkennen. Ja, het kiezen van de 'juiste' vakken op school kan een verschil maken in je verdere schoolcarrière en je toekomstige werk, maar het is geen kwestie van nu of nooit. Dit is zeker niet je enige kans om je toekomst uit te vogelen. Speel met ideeën en probeer bijvoorbeeld eens een baan uit door contact op te nemen met professionals binnen een vakgebied om te vragen of je werkervaring kunt opdoen. Op die manier kun je experimenteren voordat je keuzes maakt.

Als verlangen om de hoek komt kijken

Op een gegeven moment, hoogstwaarschijnlijk in je lentes en zomers, begin je seksueel verlangen te voelen. Het is belangrijk dat je die lust kunt onderzoeken op een manier die goed voelt en veilig is. Masturbatie is daarvoor een fantastische optie. Met masturberen krijg je rustig de kans je lichaam te verkennen en te experimenteren met wat goed voelt voordat je iemand anders erbij betrekt. Het leert je bovendien de waardevolle les dat je niet afhankelijk bent van een ander voor seksueel plezier.

Veilig seksueel actief zijn houdt in dat je gebruikmaakt van anticonceptie die je beschermt tegen zwangerschap en seksueel overdraagbare aandoeningen zodra je besluit seks te hebben met een ander, maar veiligheid gaat niet enkel en alleen over deze vorm van bescherming, het gaat ook over grenzen respecteren en wederzijdse instemming (consent).

In onze tienerjaren beginnen we te experimenteren met, en een idee te krijgen van, onze grenzen. In combinatie met je opkomende seksualiteit is dit bij uitstek een moment in je leven om de gewoonte te ontwikkelen andere mensen te vertellen wanneer ze ergens mee moeten stoppen. In hun kindertijd krijgen meisjes die door jongens worden aangeraakt op een manier waar ze duidelijk ongemakkelijk van worden nog vaak van hun ouders of verzorgers te horen dat dat oké is, want 'hij vindt je gewoon leuk'. Dat leidt ertoe dat we van jongs af aan de les leren dat we moeten toestaan dat mannen ons aanraken, zelfs als we dat niet willen. In je tienertijd krijg je de kans om dit aan te pakken en je stem te vinden. Als je je ongemakkelijk voelt omdat iemand te dichtbij komt of je aanraakt zonder jouw toestemming, laat dan altijd weten dat je het niet fijn vindt en dat het niet oké is. Je kunt iemand altijd zeggen te stoppen, ook als je eerder hebt gezegd dat iets goed was of dat je iets wel wilde, want je kunt je toestemming op elk moment weer intrekken als je dat wil. Van gedachten veranderen betekent niet dat je iemand aan het lijntje houdt, het betekent dat je jezelf respecteert. Jongens worden meestal opgevoed met het idee dat ze ergens recht op hebben. Hun wordt verteld dat meisjes graag *hard to get* spelen en dat ze soms zeggen dat ze iets niet willen als ze het stiekem wel willen. Dat heeft tot gevolg dat het heel moeilijk kan zijn om sommige jongens of mannen duidelijk te maken dat je iets niet wil of niet leuk vindt. Maak een gewoonte van het geven van consent en het weer intrekken wanneer je je ongemakkelijk begint te voelen of van gedachten verandert. Je hebt altijd het recht om dat te doen en je bent niemand iets schuldig. Dit geldt voor momenten dat je intiem bent met iemand, maar ook als een persoon je persoonlijke ruimte binnendringt of je aanraakt zonder jouw toestemming.

Je herfst kan een lastig seizoen zijn. Dat is zo voor de meeste menstrueerders, ongeacht leeftijd, maar vooral voor tieners, die hun emoties leren reguleren en wier brein verandert van structuur en functie (trouwens, ik ben 38 als dit boek uitkomt en ik ben er nog steeds niet uit hoe ik het beste met m'n herfst kan dealen, dus voel je vrij om je tips met me te delen). Het bijhouden van een dagboek helpt je om te wennen aan je menstruatiecyclus, en zal je aanwijzingen geven over wat je wil in het leven, dus ik raad je aan om aantekeningen te maken en ze ergens veilig te bewaren. Het is aan jou of je dit wil doen, maar je kunt je ouders laten weten dat je een dagboek bijhoudt en hun expliciet vertellen dat dat privé is en alleen voor jouw ogen bedoeld. Je kunt ze dan ook uitleggen hoe je je zou voelen als ze het zouden lezen zonder jouw toestemming. Het is belangrijk dat je je grenzen bij hen kunt stellen. Lukt het je om dit op een rustige manier te doen, door ze kalm te instrueren en uit te leggen waarom dit belangrijk voor je is, dan zullen ze je wensen eerder accepteren. Het betekent ook dat de deur openstaat als je besluit dat je iets met ze wil delen en ze om hulp vraagt.

> Kanttekening voor de ouders die dit lezen: respecteer alsjeblieft het recht op privacy van je kind. En als ze naar je toe komen om hun ervaringen over

> hun cyclus met je te delen, luister dan. Je hoeft niet overal een antwoord op te hebben. Het is jouw taak om te luisteren, te erkennen wat er aan de hand is en ze een knuffel te geven als ze daar behoefte aan hebben.

Om te onthouden:

- Cervicale vloeistof is een teken van gezondheid en vruchtbaarheid. Het is iets om trots op te zijn.
- Je kunt zwanger worden vóórdat je je eerste menstruatie krijgt, omdat de ovulatie altijd voor je menstruatie plaatsvindt.
- Met hormonale anticonceptie kun je niet 'je cycli reguleren'. Hormonale anticonceptie voorkomt dat je ovuleert en veroorzaakt alleen onttrekkingsbloedingen, geen echte menstruatie.
- Het is normaal dat je een onregelmatige cyclus hebt, zeker aan het begin van je leven als menstrueerder. Na verloop van tijd zal je cyclus naar alle waarschijnlijkheid regelmatiger worden.
- Om zwaar bloedverlies en pijnlijke krampen tegen te gaan hoef je niet meteen naar de pil te grijpen. Er zijn andere manier om je klachten te verminderen.

- Wat je eet en drinkt, eetstoornissen, slaapgebrek, te weinig lichaamsbeweging of juist overmatige inspanning en de tijd die je achter een (computer)scherm doorbrengt, hebben allemaal invloed op de hormoonproductie en dus op je cyclus en dus op je menstruatie.
- Door je cyclus bij te houden leer je beter begrijpen wat er met je lichaam aan de hand is en hoe het werkt, waardoor ook je zelfrespect en zelfvertrouwen groeien.

Ik wil dat je jezelf wapent met de kennis uit dit boek, dat je praat met de mensen die je vertrouwt en die om je geven. Stel ze vragen – geen enkele vraag is raar, dat beloof ik je. Ik hoop dat je iemand in je omgeving hebt om ervaringen mee te delen en die je kan begeleiden. Ik wil dat je weet dat je lichaam en geest mooi zijn, en sterk. Je lichaam is wijs, zelfs als je je gebroken en verward voelt, dus leer te vertrouwen op wat het je vertelt.

Hormonale anticonceptie

Ik ben dol op anticonceptie die goed werkt voor de mensen die het gebruiken. Dat betekent dat het als anticonceptiemiddel zeer effectief moet zijn én dat het geen gezondheidsproblemen mag veroorzaken. En dit is precies waarom ik niet enthousiast ben over de pil, want die kan aanzienlijke gezondheidsproblemen veroorzaken. Natuurlijk, de uitvinding ervan was revolutionair en sommige mensen maken er zonder duidelijke problemen gebruik van. Maar de pil kan talloze bijwerkingen veroorzaken, zowel tijdens gebruik alsook op de lange termijn, als je er al een tijdje mee gestopt bent. Ik pleit voor het kunnen maken van een weloverwogen, geïnformeerde keuze, maar ik vermoed dat de meeste gebruikers van hormonale anticonceptie ermee zijn begonnen zonder vooraf met hun zorgverlener het gesprek te voeren waarvan ik zou willen dat het standaard was, waarin de bijwerkingen en andere opties besproken worden. Hormonale anticonceptie wordt vaak 'gekozen' omdat andere opties ontbreken, of omdat er geen of niet voldoende voorlichting is over andere middelen. Maar ik veroordeel je niet als je er wel gebruik van maakt, vooral omdat hormonale anticonceptie wordt gepresenteerd als hét wondermiddel dat een eind maakt aan alle gezondheidsproblemen van vrouwen.

Het is niet mijn doel om je ervan te overtuigen dat je geen hormonale anticonceptie moet gebruiken, het is jouw lichaam en dus jouw keuze en ik sta voor de volle honderd procent achter wat het ook is waarvan je denkt dat het geschikt voor je is. Het is wel mijn taak om je te informeren over de mogelijke negatieve effecten van medicatie zoals de pil, omdat nu te vaak alleen de voordelen worden genoemd en aangeprezen (zoals een verminderd risico op het ontwikkelen van eierstokkanker of baarmoederkanker). Ik heb in de loop der jaren veel cliënten gehad die kampten met aanzienlijke gezondheidsproblemen waarvan ze nooit hadden gedacht dat de pil daar de oorzaak van zou kunnen zijn, en dat is wat ik in dit deel van het boek zo vaak mogelijk wil benadrukken. Wat ik hier beschrijf komt misschien niet overeen met jouw eigen ervaring (in dat geval: geweldig), maar het is wel wat een groot deel van de pilgebruikers ondervindt. De pil is zo algemeen geaccepteerd dat de meeste cliënten die bij me aankloppen de pil niet vermelden als vorm van medicatie in hun medische geschiedenis. Maar de anticonceptiepil ís een medicijn, inclusief bijwerkingen. Hij heeft effect op je geestelijke gezondheid, seksualiteit, gedrag en relaties. Het middel werkt als hormoonontregelaar en omdat pilgebruikers de hormonen uit de anticonceptiepillen weer uitplassen, maar de waterbehandeling die er niet volledig uit kan filteren, worden we allemaal aan die verstoring blootgesteld via het water dat we gebruiken (aangenomen wordt dat dit een van de redenen is waarom het aantal zaadcellen bij de gemiddelde man de afgelopen vijftig jaar drastisch is gedaald). En reken maar dat er veel mensen zijn die de hormonen uitplassen. Ongeveer 80 procent van ons gebruikt het middel op een bepaald punt in ons leven. Voor 42 procent van de Amerikaanse gebruikers is anticonceptie niet de belangrijkste reden om het middel te nemen. Dus waarom gebruiken mensen het dan? Een onderzoek uit 2011, uitgevoerd door het Guttmacher Institute, wees uit dat wat pilgebruik betreft:

- 86 procent van de gebruikers het middel neemt om zwangerschap te voorkomen

- 56 procent van de gebruikers het middel ook neemt om niet-anticonceptieve redenen, waarvan 31 procent vanwege menstruatiepijn
- 9 procent van de gebruikers nog nooit seks heeft gehad en het middel uitsluitend gebruikt voor niet-anticonceptieve redenen

En 50 procent van de pilgebruikers neemt het middel om hun menstruatie 'te reguleren', wat zeer problematisch is omdat de pil dat helemaal niet doet. Als je je menstruatie wil reguleren, moet je de ovulatie juist ondersteunen in plaats van onderdrukken. De pil voorkomt de eisprong en daarmee ook de menstruatie. De bloedingen die je hebt in de stopweek, zijn onttrekkingsbloedingen. Regelmatig menstrueren is goed voor je hart, je botten en de gezondheid van je borsten. Er zijn sterke aanwijzingen dat een gebrek aan progesteron (dat normaliter wordt geproduceerd bij de ovulatie) schadelijk is voor onze gezondheid. Eén onderzoek toonde aan dat bij vrouwen met slechts één non-ovulatoire cyclus per jaar de botdichtheid van hun wervelkolom met gemiddeld 4 procent afnam, dus het ondersteunen van de ovulatie is van vitaal belang.

    Hormonale anticonceptie wordt ook routinematig voorgeschreven om menstruatiepijn, PMS, premenstruele dysfore stoornis (ook wel PMDD; *premenstrual dysphoric disorder*), zware bloedingen, het uitblijven van de menstruatie, PCOS, endometriose en adenomyose te 'behandelen'. Veel menstrueerders die te maken hebben met deze slopende hormonale en reproductieve aandoeningen ervaren significante of zelfs totale verlichting bij gebruik van hormonale anticonceptie. Op die manier kunnen ze hun leven weer oppakken. Maar hoewel de pil sommige symptomen inderdaad kan verminderen, is het middel in geen geval een oplossing. De pil behandelt geen van bovengenoemde aandoeningen, maar fungeert eerder als een pleister die helaas voor meer problemen kan zorgen.

Een bittere pil om te slikken

De rijkdom van de menstruatiecyclus ervaren heeft veel voordelen, hoewel ik begrijp dat sommige mensen zich af en toe een beetje té rijk kunnen voelen en er daarom liever voor kiezen de boel een beetje af te remmen en hun cyclus 'uit te schakelen' met de pil. Maar tegen welke prijs? In haar boek *Sweetening the Pill*, dat de bijwerkingen en de sociale gevolgen beschrijft van het voorschrijven van de pil aan miljoenen vrouwen wereldwijd, stelt Holly Grigg-Spall: 'de pil vermindert niet alleen de downs, maar ook de ups – hij maakt geen onderscheid'. De afgestompte, gevoelloze toestand waarin sommige gebruikers zich bevinden, is van invloed op hun vermogen om deel te nemen aan en te genieten van het leven. Dit is vooral van belang tijdens de tienerjaren, wanneer we van alles uit te zoeken hebben en het prettig is als we van onze intuïtie op aan kunnen. Bij sommige gebruikers heeft de pil geen invloed op hun ambitie, motivatie en creativiteit, terwijl bij anderen al die dingen compleet

CH-CH-CH-CH-CHANGES

vernietigd worden, en dat heeft enorme gevolgen voor elk onderdeel van het leven. Ik begon met de pil in mijn tienerjaren, omdat ik seks wilde hebben. Ik voelde me heel volwassen: zelf naar de huisarts gaan, zelf beslissen over mijn eigen reproductieve gezondheid, *verantwoordelijkheid nemen*. Ik slikte de pil zes jaar lang en gedurende die tijd was ik depressief en had ik maar weinig zin in seks. Ik was verdoofd voor veel van wat er zich in en om me heen afspeelde, en hoewel ik zeker weet dat het niet alleen aan de pil lag dat ik me zo voelde, was het opmerkelijk hoeveel vrolijker en energieker ik werd toen ik ermee stopte.

Ik ben niet de enige die stemmingswisselingen heeft ervaren tijdens het gebruik van de pil. Een onderzoek in Denemarken, waarbij een miljoen vrouwen werden ondervraagd, wees uit dat het gebruik van hormonale anticonceptie, vooral bij adolescenten en de gebruikers van de progestageenpil, zeer regelmatig samengaat met daaropvolgend gebruik van antidepressiva en een diagnose van depressie. Kunnen we dus alsjeblieft stoppen met beweren dat de pil geen depressie kan veroorzaken?

Wat doet de pil nog meer? Het middel verhoogt het risico op borst-, baarmoederhals- en leverkanker en je zou het absoluut moeten vermijden als jouw familie een voorgeschiedenis van borstkanker heeft. Ook als je rookt kun je de pil beter niet gebruiken, vanwege het verhoogde risico op bloedstolsels. De Wereldgezondheidsorganisatie classificeert de pil als een bekend carcinogeen, naast tabak en asbest. Verder verlaagt het middel de productie van cortisol, testosteron en DHEA, en het verlaagt de botdichtheid. Inflammatoire darmaandoeningen zoals de ziekte van Crohn worden in verband gebracht met de pil. Daarbij verhoogt de pil de productie van een stof genaamd *thyroid hormone-binding globulin (*THBG*)*, die zich aan je schildklierhormonen bindt en hun werking remt. Niet zo handig, aangezien die schildklierhormonen je helpen je energiek te voelen, een gezond gewicht te behouden en je haardos vol, glanzend en gezond te houden. De pil zwengelt ook de productie van *sex hormone-binding globulin (*SHBG*)* aan; het eiwit dat overtollige hormonen in je systeem opruimt. Op zich een goede zaak, zeker als je hormonale anticonceptie gebruikt, maar het betekent ook dat de kleine hoeveelheid testosteron die in je bloedbaan circuleert ook wordt opgeruimd en dus niet kan worden gebruikt. En dat heeft invloed op je seksuele verlangen. Dr. Claudia Panzer, een endocrinoloog en onderzoeker, ontdekte dat het SHBG-gehalte bij ex-pilgebruikers zelfs vier maanden na het stoppen nog steeds hoog was in vergelijking met de deelnemers die de pil nog nooit hadden gebruikt. Ze pleit voor langdurig onderzoek om te evalueren of deze verandering in het SHBG-gehalte permanent zou kunnen zijn. Panzer stelt dat 'het belangrijk is dat artsen die orale anticonceptiva voorschrijven hun patiënten wijzen op de mogelijke seksuele bijwerkingen ervan, zoals een verminderd seksueel verlangen, verminderde opwinding, verminderd nat worden en meer kans op pijn bij seks'. Heeft jouw huisarts dit gesprek met jou gehad?

Niet alleen heeft een afname van testosteron een negatieve invloed op je seksuele verlangen, maar omdat oestrogeen ook wordt gebonden door SHBG kan dat een krimpende werking op het genitaal weefsel tot gevolg hebben, plus een afname van lubricatie (hoe nat je wordt). Een studie onder 22 gezonde vrouwen wees uit dat na drie maanden pilgebruik:

- de binnenste vulvalippen in dikte waren afgenomen
- de ingang naar de vagina kleiner was geworden
- de frequentie van geslachtsgemeenschap was afgenomen
- de frequentie van orgasmes was afgenomen
- pijn bij seks was toegenomen

En ja, een studie met 22 vrouwen is een klein onderzoek, maar ik heb in de loop der jaren zoveel vrouwen ontmoet wier ervaringen de bevindingen van deze studie nog eens bevestigen. En bijwerkingen zoals deze moeten verder worden besproken en onderzocht. Een ander onderzoek toonde aan dat 25 procent van de gebruikers van een pil met een lage dosis oestrogeen pijn ervaarde bij een orgasme (dat is twee keer zoveel als degenen die een pil gebruikten met een hogere dosis oestrogeen of non-pilgebruikers). Weer een ander klein onderzoek concludeerde dat diezelfde pil het clitorale volume deed afnemen. Door dit alles vraag ik me af: gaat onze focus op het onderdrukken van de reproductieve functie ten koste van een gezond en plezierig seksleven? Nogmaals, misschien komt al het bovenstaande helemaal niet overeen met jouw ervaring, maar als dat wel zo is, neem dan contact op met je huisarts. Jouw seksualiteit is belangrijk.

Dan hebben we het nog niet eens gehad over relaties en hoe de pil die kan beïnvloeden. Als het gaat om aantrekkingskracht en verlangen zijn feromonen van cruciaal belang. Feromonen zijn chemische stoffen die we afscheiden en die zich via de lucht verspreiden. Ze worden opgepikt door anderen en kunnen bij een ander een seksuele aantrekkingskracht opwekken. Zo spelen ze een rol in of we wel of niet opgewonden raken van iemand. Je bent genetisch geprogrammeerd je aangetrokken te voelen tot de feromonen van iemand die genetisch anders in elkaar steekt dan jij: op die manier houdt de natuur de genenpool zo divers mogelijk. Maar uit onderzoeken is gebleken dat pilgebruikers zich juist eerder aangetrokken voelen tot de feromonen van iemand met vergelijkbare genen. De pil brengt je in een niet-ovulerende toestand die lijkt op zwangerschap (je ervaart immers niet de eb en vloed van een cyclus), waardoor je lichaam je wil beschermen. Als je echt zwanger was zou dat inderdaad zinvol zijn, en het zou je er daarom toe bewegen nabijheid te zoeken van de mensen bij wie je veilig bent, zoals leden van je eigen 'stam'. Je trekt naar mensen toe met genen die lijken op die van jou, en dan gaat het vooral om een vergelijkbaar *major histocompatibility complex* (MHC), een deel van het genoom dat het immuunsysteem helpt vreemde stoffen, waaronder sperma, te herkennen. Ik heb verschillende cliënten gehad die stopten met de pil omdat ze zwanger wilden worden – terwijl ze die gedurende hun hele relatie hadden gebruikt – en toen ontdekten dat ze zich niet meer aangetrokken voelden tot hun wederhelft. Dus voordat je een langdurige relatie of zelfs een huwelijk aangaat is het misschien verstandig een tijd van de pil af te gaan en wat rond te hangen in de oksel van je partner om te kijken of diens natuurlijke geur je opwindt of juist afstoot. Sommige wetenschappers zijn van mening dat er een verband zou kunnen bestaan tussen koppels met vergelijkbare MHC-genen en vruchtbaarheidsproblemen en miskramen, maar dit is een hypothese die verder onderzocht moet worden voordat er conclusies kunnen worden getrokken.

Gecombineerde hormonale anticonceptiva bevatten zowel oestrogeen als progesteron, zoals de combinatiepil, de anticonceptiepleister en de NuvaRing®. Hormonale anticonceptie kan ook *alleen progesteron* bevatten. Voorbeelden daarvan: het Mirena®-spiraaltje, de Depo-Provera®-prikpil en de schattig klinkende minipil. Maar wanneer je deze vormen van hormonale anticonceptie gebruikt, krijg je geen echt oestrogeen en/of progesteron binnen, maar de synthetische versies van die hormonen. En die zijn niet hetzelfde. Dat betekent dat je niet alle voordelen krijgt die worden toegeschreven aan de hormonen die jouw lichaam normaliter aanmaakt als gevolg van je menstruatiecyclus.

Hoewel het Mirena®-spiraaltje voornamelijk werkt doordat het de cervicale vloeistof dikker maakt zodat spermacellen zich er niet goed in kunnen voortbewegen en dus de eicel niet kunnen bereiken, en doordat het de bekleding van de baarmoeder juist dunner maakt, zodat een bevruchte eicel zich niet kan innestelen, kan datzelfde spiraaltje ook de ovulatie onderdrukken in tot 85 procent van de cycli in het eerste jaar van gebruik. Na dat eerste jaar daalt dat percentage naar 15 procent.

Langwerkende omkeerbare anticonceptiva zijn anticonceptiemethodes die gedurende een langere periode bescherming bieden tegen zwangerschap. Voorbeelden daarvan zijn injecties, implantaten en spiralen. Hoewel er overduidelijk geen weg terug meer is van een injectie, kunnen implantaten en spiraaltjes worden verwijderd, al ben je daarvoor wel afhankelijk van een professionele zorgverlener. Tot mijn grote spijt heb ik in de loop der jaren verschillende ongeruste, angstige cliënten in mijn praktijk gehad omdat hun was verteld dat ze zes maanden moesten wachten op een afspraak om het implantaat of spiraaltje te verwijderen (en dat terwijl de afspraak om er eentje te laten plaatsen binnen een week ingepland was).

Er zijn ook justitiële problemen rondom reproductie en anticonceptie. SisterSong Women of Color Reproductive Justice Collective, een organisatie in Amerika, bedacht de term 'reproductieve rechtvaardigheid' en definieert dit als 'het recht van mensen om persoonlijke lichamelijke autonomie te behouden, kinderen te krijgen, geen kinderen te krijgen en de kinderen die we hebben in veilige en duurzame gemeenschappen op te voeden'. Zorgverleners zijn vaak zo gefocust op hoe effectief anticonceptiemethodes zijn dat ze soms voorbijgaan aan de werkelijke behoeften van de patiënt. In sommige gevallen zodanig dat ze anticonceptie opdringen aan iemand die er helemaal geen gebruik van wil maken. Het Reproductive Health Technologies Project, een organisatie die nu niet meer actief is, maakte zich hard voor het recht van elke vrouw op volledige reproductieve vrijheid. Op hun website is te lezen:

> 'Alle mensen moeten de vrijheid hebben te beslissen over de anticonceptiemethode die bij hen past, zonder dwang of discriminatie. Maar ongelijkheid en machtsverschillen – door onder andere leeftijd, huidskleur, etniciteit, gender, geografie, opleiding, inkomen, seksuele geaardheid en beperkingen – hebben vaak geresulteerd in beleidsvoering en praktijken die niet voldoen aan de unieke behoeften van individuen en die hun autonomie en waardigheid niet respecteren. Er zijn tal van voorbeelden te noemen van programma's die anticonceptie, sterilisatie of abortus beschikbaar hebben gemaakt voor vrouwen met een laag inkomen, waarbij de beginselen van zelfbeschikking, goede

voorlichting en vrijwillige toestemming werden opgeofferd in de naam van armoedebestrijding.'

De Depo-Provera®-prikpil wordt opgedrongen aan Afro-Amerikaanse gemeenschappen: 9 procent van de witte tieners versus 18 procent van de zwarte tieners maakt er gebruik van. De prikpil wordt momenteel ook gebruikt in revalidatiecentra voor zedendelinquenten om de zin in seks van daders te verminderen. Onderzoeken wijzen op een verband tussen het gebruik van Depo-Provera® en een verhoogd risico op hiv-infectie. Belangrijk, zeker als het middel opgedrongen wordt aan de inwoners van Sub-Saharaans Afrika, een regio waar hiv veel voorkomt. Ja, mensen hebben recht op toegang tot anticonceptie, maar dat gaat hand in hand met het recht op goede voorlichting en het recht om zelf de meest geschikte methode te kiezen. Daarbij hebben mensen ook het recht om hun gezin uit te breiden als ze daarvoor kiezen. Bevolkingsbeheersing werd lange tijd toegeschreven aan de onwil van vrouwen om verantwoordelijkheid te nemen en anticonceptie te gebruiken, maar zoals Grigg-Spall opmerkt: 'Zwangerschap wordt tot het probleem gemaakt, niet de armoede zelf (…). Er is geen bewijs dat de bevolkingsdichtheid armoede of gebrek aan middelen veroorzaakt (…). Mensen worden expres arm gehouden, zodat ontwikkelde landen (of in ieder geval hun bedrijven) rijker kunnen worden.' Dus waarom wijzen we niet naar de multinationals die controle hebben over de geldstroom? Daarmee bevor-

CH-CH-CH-CH-CHANGES

der je het recht op zelfbeschikking rondom reproductie en de toegang tot anticonceptie pas echt.

We zijn slechts zes dagen per cyclus in staat om zwanger te worden, terwijl mannen gedurende die hele periode vruchtbaar zijn. Dus waarom zijn wij degenen bij wie de verantwoordelijkheid ligt om voor de anticonceptie te zorgen? Ik zeg niet dat mannen hormonale anticonceptie zouden moeten gebruiken, omdat ik me ook zorgen maak over de effecten daarvan – tot dusver zijn lopende proeven stopgezet vanwege de ongewenste bijwerkingen waar de deelnemers last van kregen: depressie, prikkelbaarheid, acne, veranderingen in seksueel verlangen en een tijdelijke afname van testikelvolume. Toch worden dezelfde soort bijwerkingen de hele tijd door bij vrouwen gemeld en keer op keer genegeerd en weggewuifd (hoewel het bij ons de eierstokken zijn die krimpen). Je kunt je afvragen: als de pil voor vrouwen nu voor het eerst zou worden getest, zou die dan het klinische onderzoek doorstaan? Of zou de pil al snel aan de kant worden geschoven?

Vruchtbaarheid na de pil
Heb je een weloverwogen keuze gemaakt om hormonale anticonceptie te gebruiken en werkt die methode goed voor je? Fantastisch. Maar wees voorzichtig en houd rekening met de mogelijke effecten op de lange termijn. Als je graag (ooit) zwanger wil worden, stop dan nog voordat je dat écht gaat proberen met de pil. Bij sommige mensen blijft de menstruatie uit na het stoppen met de pil en

laat die nog een tijdje op zich wachten. Er komen vaak vrouwen in mijn kliniek die met de pil zijn gestopt omdat ze een baby willen, maar bij wie na een jaar of twee de menstruatie nog steeds niet is teruggekeerd. Vaak worden ze dan doorverwezen voor een ivf-behandeling en melden ze zich bij mij om hun kansen te vergroten. Op zo'n moment vermoed ik al dat we het waarschijnlijk wel voor elkaar zullen krijgen om hun cyclus te herstarten als ik een maand of drie tot zes de kans krijg met ze te werken. Want in plaats van onvruchtbaar, zijn ze waarschijnlijk gewoon herstellende van de pil die ze een decennium of twee hebben geslikt.

Wat betreft onvruchtbaarheid: er is een onderzoek dat een verband aantoont tussen langdurig pilgebruik (vijf tot tien jaar) en een dun baarmoederslijmvlies. Dit is belangrijk, omdat een suboptimale endometriumdikte een negatief effect heeft op je potentie om zwanger te worden. Bereikt het endometrium tijdens een ivf-ronde niet de vereiste minimale dikte van 7-8 mm, dan wordt die meestal afgeblazen en worden alle embryo's ingevroren zodat ze op een later tijdstip kunnen worden teruggeplaatst.

Een Deens onderzoek waarin de correlatie tussen de ovariële reserve en het gebruik van orale anticonceptie werd onderzocht, concludeerde dat het slikken van de pil een negatief effect heeft op de grootte van de eierstokken en op AMH – een hormoon dat wordt getest om de vruchtbaarheid te beoordelen – en dat zowel artsen als patiënten zich er bewust van moeten zijn dat de pil de vruchtbaarheid beïnvloedt. Maar misschien wel het belangrijkste probleem als het gaat om zwanger worden: nadat je lang aan de pil bent geweest ben je ook minder goed in staat om belangrijke vitamines en mineralen op te nemen die essentieel zijn voor de vruchtbaarheid en zwangerschap (foliumzuur, vitamine B2, B6, B12, vitamine C en E, magnesium, selenium en zink). Daarom raad ik je aan je lichaam nog voordat je gaat proberen zwanger te worden de tijd te geven om te wennen en om deze belangrijke voedingsstoffen aan te vullen door middel van je dieet en supplementen.

Als het gaat om anticonceptie sluit ik me aan bij natuurarts Lara Briden, die van mening is dat 'zestig jaar aan hormonale anticonceptie getuigt van een verrassend gebrek aan verbeeldingskracht'. Of je nu fan bent van hormonale anticonceptie of er een hekel aan hebt, ik hoop dat we het erover eens kunnen zijn dat het beter kan.

Oké, maar wat zijn je andere opties? In de volgende tabel vind je een lijst met een aantal bekende methodes voor anticonceptie, een uitleg van hoe ze werken en de faalpercentages bij typisch gebruik. Perfect gebruik is wanneer een methode altijd consistent en correct wordt genomen. Daarnaast heb je typisch gebruik: dat wat er in het echte leven vaak gebeurt. Je kunt je waarschijnlijk wel voorstellen dat er tussen die twee sets aan statistieken vaak een discrepantie waar te nemen is.

Noodanticonceptie, ook wel bekend als de morning-afterpil (NorLevo®, ellaOne®), kan worden gebruikt om zwangerschap te voorkomen na onbeschermde seks of als bijvoorbeeld het condoom is gescheurd. De morning-afterpil werkt door de eisprong te vertragen of helemaal te voorkomen. Als je al hebt geovuleerd kun je er dus niet op vertrouwen, omdat de morning-afterpil niet zal voorkomen dat een bevruchte eicel zich innestelt en er ook niet voor zal zorgen dat een ingenestelde bevruchte eicel verstoord wordt. NorLevo® moet binnen 72 uur (3 dagen) worden ingenomen en ellaOne® binnen 120 uur (5 dagen). Het koperspiraaltje (T-Safe®), dat als noodanticonceptie of als langdurige anticonceptie kan worden gebruikt, verzwakt juist de spermacellen en voorkomt innesteling. De koperspiraal is voor 99,9 procent effectief als het binnen vijf dagen na de onveilige seks door een professionele zorgverlener wordt ingebracht.

Vruchtbaarheidsproblemen
We groeien op met de overtuiging dat er maar één spermacel voor nodig is om zwanger te worden en dat er dus voorzorgsmaatregelen moeten worden genomen als je zwangerschap wil voorkomen. Technisch gezien is er inderdaad maar één zo'n overenthousiaste zwemmer nodig, maar in de praktijk is het niet zo eenvoudig.

De intense pijn die onvruchtbaarheid ons toe kan brengen is traumatisch. Het vermogen tot voortplanting wortelt zich diep in ons, dus als dat misgaat, beïnvloedt het ieder onderdeel van je leven. Onvruchtbaarheid schaadt je zelfvertrouwen en het vertrouwen en geloof in je lichaam.

Type	Merknamen	Hormonen	Werking	Succespercentage bij typisch gebruik	
Combinatiepil	• Cilest® • Microgynon® • Yasmin® • Marvelon® • Mercilon® • Lovette®	Oestrogeen en progestageen	Onderdrukken van de baarmoederwand en verdikken van de cervicale vloeistof, waardoor het sperma moeilijker de baarmoeder kan binnendringen en een bevruchte eicel zich niet goed kan innestelen.	93%	Een pil vergeten, overgeven en diarree maken het middel minder effectief.
Pil met alleen progestageen	• Cerazette®	Progestageen	Dunner maken van (minipil) de baarmoederwand en verdikken van de cervicale vloeistof. Kan ook de eisprong onderdrukken.	93%	De pil niet elke dag op hetzelfde moment nemen, een pil vergeten, overgeven en diarree maken het middel minder effectief.
Anticonceptiering	• NuvaRing®	Oestrogeen en progestageen	Onderdrukken van de ovulatie.	93%	Een flexibele, transparante ring die je in je vagina plaatst en drie weken laat zitten.
Anticonceptiepleister	• Evra®	Oestrogeen en progestageen worden via de huid opgenomen en komen in de bloedbaan terecht.	Onderdrukken van de eisprong, plus dunner maken van de baarmoederwand en verdikken van de cervicale vloeistof, waardoor sperma moeilijker de baarmoeder kan binnendringen en een bevruchte eicel zich niet goed kan innestelen.	93%	Een vierkante pleister van vier bij vier centimeter die je op de huid plakt. Pleister wordt wekelijks opgeplakt. Braken en diarree hebben geen effect op de effectiviteit.

Type	Merknamen	Hormonen	Werking	Succespercentage bij typisch gebruik
Anticonceptie-staafje	• Implanon NXT®	Progestageen	Onderdrukken van de ovulatie en het verdikken van de cervicale vloeistof.	99,9%
Prikpil	• Depo-Provera®	Progestageen	Voorkomt dat de eierstok een eicel vrijgeeft.	96%
Hormoon-spiraaltje	• Mirena® • Kyleena®	Progestageen	Maakt de baarmoederwand dunner en de cervicale vloeistof dikker. Kan ook de ovulatie onderdrukken, vooral in het eerste jaar van gebruik.	99,3%
Koperspiraaltje	• T-Safe®	Geen	De koperionen die door het spiraaltje worden afgegeven zijn giftig voor sperma en voorkomen dat spermacellen de eicel bereiken.	99,2%
Condoom		Geen	Voorkomt dat sperma de vagina binnenkomt.	87% (regulier condoom) 79% (vrouwen-condoom)

Werking-beschrijvingen (vervolg kolom Succespercentage):

- Anticonceptiestaafje: Het staafje wordt door een arts of een verpleegkundige onder de huid van de bovenarm ingebracht en kan tot drie jaar blijven zitten.
- Prikpil: Elke drie maanden krijg je een injectie. De prikpil kan leiden tot onvoorspelbare bloedingen, maar menstruaties kunnen ook lichter worden of helemaal stoppen.
- Hormoonspiraaltje: Een klein, T-vormig ankertje van plastic dat progestageen afgeeft. Het wordt door een arts of verpleegkundige in de baarmoeder geplaatst. Kan in het begin onvoorspelbare bloedingen veroorzaken, maar menstruaties kunnen lichter worden of helemaal stoppen. Kan drie tot vijf jaar blijven zitten, afhankelijk van het merk.
- Koperspiraaltje: Een klein T-vormig ankertje van plastic en koper wordt door een arts of een verpleegkundige in de baarmoeder ingebracht en kan tot tien jaar blijven zitten. Menstruaties kunnen langer, pijnlijker of zwaarder worden.
- Condoom: Voorkomt ook overdracht van seksueel overdraagbare aandoeningen (soa's)

Pessarium of cervixkapje	Geen	83%	Werkt als een barrière en voorkomt dat spermacellen de eicel kunnen bereiken door de ingang van je baarmoeder (baarmoedermond) te bedekken.	Er zijn verschillende vormen en maten, dus het is belangrijk om in overleg met je huisarts een pessarium of kapje te vinden dat goed past.
Spermiciden	Geen	79%	Bevat een zaaddodend middel en wordt vaak gebruikt naast andere methodes, zoals een condoom of een pessarium.	Verkrijgbaar als pasta, crème, zalf, gel, zetpil of tablet die vóór de seks in de vagina wordt ingebracht. Kan rommelig zijn en de vagina of penis irriteren.
Terugtrekken	Geen	80%	De penis wordt vóór de ejaculatie teruggetrokken.	Vereist controle, zelfbeheersing en vertrouwen. Sommige onderzoeken suggereren dat er ook spermacellen aanwezig kunnen zijn in de vloeistof die vóór de ejaculatie uit de penis lekt (voorvocht).
Fertility awareness	Geen	85%	Je vruchtbare venster identificeren door het bijhouden van veranderingen in je lichaam, zoals de basale lichaamstemperatuur, de structuur van het cervixslijm en de positie van de baarmoedermond.	Vermijd penetratieseks tijdens het vruchtbare venster, of gebruik een barrièremethode.
Sterilisatie (vrouw)	Geen	99,5%	De eileiders worden geblokkeerd met ringen of doorgeknipt, waardoor de spermacellen niet meer bij de eicel kunnen komen en de eicel de baarmoeder niet meer kan bereiken.	Moet worden beschouwd als permanent, aangezien het niet altijd lukt de ingreep ongedaan te maken.
Vasectomie	Geen	99,85%	Eenvoudige en snelle ingreep waarbij de zaadleiders die sperma van de testikels naar de penis transporteren, worden afgebonden of doorgesneden.	Moet worden beschouwd als permanent, aangezien het niet altijd lukt de ingreep ongedaan te maken.

Het is een gapende, ongeziene wond die, zelfs als hij geneest, altijd een litteken achterlaat, ook na een succesvolle zwangerschap.

De effecten van onvruchtbaarheid zijn in elke menstruatiecyclus voelbaar, maand na maand na maand, waardoor het onmogelijk kan zijn om van enig aspect ervan te genieten. Zelfs de meest positieve momenten van de cyclus kunnen zwaar onder spanning komen te staan. De druk om zwanger te worden doet de superkrachten van elke fase compleet teniet. Op die manier tasten problemen rondom vruchtbaarheid iemands identiteit en eigenwaarde aan. Zwanger worden is geen talent dat je onder de knie kunt krijgen als je maar genoeg oefent. Het is een biologische reactie, en als die niet plaatsvindt terwijl je dat wél wenst, heeft dat invloed op je zelfvertrouwen en daarmee op de rest van je leven.

De lente is de fase van je cyclus waarin je je voorbereidt op een nieuwe poging om zwanger te worden. Het is het seizoen dat wordt geassocieerd met hoop, alles is immers nog mogelijk, maar het kan ongelooflijk riskant aanvoelen om jezelf toe te staan die hoop ook te ervaren. Misschien heb je de neiging jezelf te beschermen tegen verdere pijn door je verwachtingen en positieve gevoelens wat te temperen. Als je vruchtbaarheidsproblemen hebt, wordt seks een heel serieuze zaak. Spontaniteit, intimiteit en seksueel plezier zijn waarschijnlijk ver te zoeken, maar je kunt het lichte, speelse karakter van de lente gebruiken om wat van de verbinding en het plezier terug te krijgen. De lente van je cyclus kun je vergelijken met je jaren als tiener, dus denk eens terug aan een activiteit die je tijdens je tienerjaren waarschijnlijk veel hebt gedaan: zoenen. Wanneer was de laatste keer dat je lekker stond te tongen en jezelf verloor in deze o zo belangrijke vorm van intimiteit? Zoenen helpt je de verbinding in een relatie te behouden en is de toegangspoort naar méér plezier. Daar ontbreekt het jullie nu waarschijnlijk aan, als de seks op dit moment alleen maar draait om die ene spermacel en die ene eicel.

Het komt vaak voor dat mensen die intensief proberen zwanger te worden zich beroofd voelen van hun zomer, terwijl die waarschijnlijk al niet meer dan een paar dagen duurt. Zodra de eisprong plaatsvindt begint het lange wachten; twee lange weken wachten tot het moment dat je een zwangerschapstest kunt doen. Het lukt je niet om te ontspannen en van het leven te genieten, uit angst dat je iets doet wat het embryo beschadigt dat zichzelf op dat moment misschien probeert in te nestelen in je baarmoeder (hoewel de kans dat wat je op dit moment ook doet invloed zal hebben op de stand van zaken in werkelijkheid heel klein is). Als je al een tijdje aan het proberen bent, heb je je leven waarschijnlijk op pauze gezet. Dat betekent dat er niet veel te genieten valt in deze fase, vooral als de manier waarop je ontspant en sociaal bent moest veranderen om je vruchtbaarheid te ondersteunen. Ben je minder alcohol gaan drinken en ga je vroeger naar bed, dan doven vriendschappen die zijn gebaseerd op wijn drinken tot in de late uurtjes vrij snel uit. Om nog maar te zwijgen van je

DE CYCLUS STRATEGIE

relaties met mensen die kinderen hebben, dat kan enorm pijnlijk zijn. Onvruchtbaarheid kan maken dat je je geïsoleerd voelt. De mensen om je heen hebben waarschijnlijk geen idee wat er aan de hand is, en degene die het wél weten, begrijpen het misschien niet en maken onbedoelde blunders die heel kwetsend kunnen zijn, en dus trek je je terug om jezelf te beschermen. In je zomer draait alles om verbinding, maar een baby maken degradeert seks tot een puur functionele activiteit, een manier om je doel te bereiken, een taak. De verbinding en communicatie binnen een relatie verslechteren hierdoor vaak en het kan zijn dat je meer en meer terugkruipt in je schulp. Je voelt misschien een overvloed aan liefde aan het begin van je zomer, maar ook dat kan heel verdrietig zijn omdat je die liefde niet kunt geven aan een baby.

De tweede helft van je cyclus is bijna ondraaglijk als je wanhopig graag zwanger wil worden en moet wachten om erachter te komen of het eindelijk zover is. De psychologische kwelling van het twee weken lange wachten vergroot de ervaring van je herfst alleen maar. Je bent al kwetsbaar en uitgeput en het is steeds moeilijker om te onthouden wat je allemaal in het leven hebt bereikt, omdat die prestaties welgeteld niets betekenen zolang je baarmoeder leeg is. Onvruchtbaar zijn kan je identiteit snel overnemen en het irrationele zelfverwijt dat daarmee gepaard gaat, geeft je innerlijke criticus een oneindige bron van brandstof. Om te voorkomen dat je innerlijke criticus je hele cyclus lang doorgaat en je jezelf verliest, is het cruciaal

CH-CH-CH-CH-CHANGES

om manieren te vinden om die zeurkous te begrenzen. Je PMS kan zich uiten in woede op je partner, vooral als het vruchtbaarheidsprobleem bij de ander ligt, want, om het maar even bot te zeggen, en of je het nu bewust of onbewust denkt, je partner slaagt er niet in om jou zwanger te maken. Hoewel partners de diagnose van onvruchtbaarheid delen, concentreert de vruchtbaarheidsbehandeling zich op het lichaam van degene met de baarmoeder, en het kan zijn dat je je boos en gefrustreerd voelt dat jij degene bent die het allemaal moet doormaken.

De start van je menstruatie is als een pijnlijke en onontkoombare reminder dat je lichaam je verraadt. Het feit dat de menstruatie zich elke maand weer aandient, werpt een schaduw op de weinige positieve gevoelens die je nog hebt over je lijf tijdens de zonnige seizoenen van je cyclus. Het verdriet en de wanhoop van onvruchtbaarheid maken dat de duisternis van je winter je kan verteren. Het kan ontzettend moeilijk zijn om de zin van het leven in te zien als je enige doel het krijgen van een baby is. Naarmate de weg naar vruchtbaarheid langer duurt, wordt het verlies gelaagder: elke eicel die niet wordt bevrucht; de eicellen die wel bevrucht raken, maar zich niet innestelen; de embryo's die zich wel innestelen maar die niet blijven; de miskramen; het verlies van controle, zelfvertrouwen en vertrouwen in je lichaam; het verlies van seksuele intimiteit en spontaniteit in je relatie en de kosten van elke behandeling die je ondergaat. Alles bij elkaar betekent het dat er bij vruchtbaarheidsproblemen emotioneel veel van je wordt gevraagd. Je doet je uiterste best om niet in te storten, je dagen door te komen en je relatie goed te houden. Er is een druk om positief te denken, om 'gewoon te ontspannen, dan komt het vanzelf' (alsof die zin iemand óóit heeft geholpen zich te ontspannen), en er zit meestal een limiet aan de hoeveelheid verdriet die de mensen om ons heen kunnen aanzien. Dus terwijl je verdriet met de tijd juist intenser wordt, voelt het alsof je nóg meer je best moet doen je blije masker op te houden. Resultaat: je trekt je verder terug in jezelf en je voelt een afstand tussen jou en de wereld die er voorheen niet was.

Cliënten die bij me aankloppen vanwege vruchtbaarheidsproblemen, storten hun verdriet vaak bij me uit zodra ze mijn behandelkamer binnenlopen, omdat ze weten dat ik hun emoties respecteer en omdat mijn kliniek een veilige plek is om ze de vrije loop te laten. Ik hoop dat je iemand hebt die er gewoon voor je kan zijn, die jouw ongemakkelijke gevoelens en ervaringen erkent zonder je meteen te willen opvrolijken (hoewel er ook momenten zijn waarop dat fijn is), die je aanmoedigt een steungroep te vinden bij jou in de buurt, evenals professionele ondersteuning van een behandelaar als dat binnen je budget valt. Creëer een veilige plek voor jezelf, schrijf in een dagboek, laat de tranen en de gedachten uit je stromen en geef jezelf toestemming om het allemaal te voelen. Sta jezelf toe een emotionele opruiming te houden in je winter, want zo laat je ruimte over voor andere gevoelens tijdens de andere seizoenen.

Werken met je cyclus kan je helpen om er anders naar te kijken en ondersteunt je in het vormen van een positievere relatie met je lichaam. Ik zal eerlijk zijn: niets gaat je aandacht afleiden van die kinderwens, maar als je bewust met je cyclus aan het werk gaat, laat je je cyclus om meer draaien dan alleen zwanger worden. Het geeft je de kans andere delen van jezelf te verkennen en terug te winnen, je weet wel, de jij van vóór je strijd met vruchtbaarheid, de jij die je volledig uit het oog bent verloren.

Meebewegen met je seizoenen geeft je de handvatten om al je emoties te voelen, ze een plekje te geven en ze gewoon te laten bestaan. Je bewust zijn van je persoonlijke ritme helpt je realiseren dat je hormonen tot je dienst staan en dat er manieren zijn waarop je hun positieve effecten kunt ervaren, ook al zullen die in het niet vallen naast je kinderwens.

Voor stellen die zwanger willen worden en ook voor de professionals die hen ondersteunen, kan het heel nuttig zijn om de basale lichaamstemperatuur (BBT) bij te houden, maar het volgen van je BBT kan ook enorm veel angst en stress veroorzaken. In plaats van nieuwsgierig en geïnformeerd te zijn, dicteren de cijfers op de thermometer elke beweging die je maakt. Als je De Cyclus Strategie gebruikt verschuif je de focus van de temperaturen naar je eigen ervaring. Op die manier geeft deze methode je een manier om voor jezelf te zorgen.

Als je probeert zwanger te worden, ben je waarschijnlijk ook op zoek naar aanvullende zorg die jouw kansen op zwangerschap vergroten. Als beoefenaar van de traditionele Chinese geneeskunde en ATMAT® heb ik een gegronde voorkeur voor deze therapieën, en ik ben blij te kunnen zeggen dat ik in het werk dat ik doe vaak zwangerschappen en geboortes mag vieren. Maar het omvat ook het ondersteunen van cliënten terwijl ze bezig zijn met accepteren dat hun reis om zwanger te worden ten einde loopt en met wat er daarna voor hen komt. Wees op je hoede voor klinieken en therapeuten die pronken met spectaculaire succespercentages. Ga op zoek naar iemand die deskundig is en een transparante aanpak heeft, iemand die je is aangeraden en die je tot in je tenen vertrouwt. Vruchtbaarheidsbehandelingen, in alle vormen, kunnen buitensporig duur zijn, dus het is van cruciaal belang dat je de professional vertrouwt in wie je je geld steekt.

Het is ook oké om je pogingen om zwanger te worden even te staken, echt waar. Ik weet dat alleen al het idee van tijd verliezen paniek kan veroorzaken, maar het kan enorm gunstig zijn voor je mentale en fysieke gezondheid, én voor de gezondheid van je relatie, om even een stapje terug te doen en op adem te komen. Het geeft je de tijd je opnieuw te realiseren dat je meer bent dan alleen je vermogen te reproduceren, om te bedenken wat je volgende stappen zijn en meestal voelt het als een opluchting om even op de pauzeknop te drukken.

Vruchtbaarheid is een taboe-onderwerp, maar het is nóg meer een taboe om te praten over de effecten van onvruchtbaarheid nadat je een baby hebt gekregen. De trauma's van onvruchtbaarheid en zwangerschapsverlies verdwijnen niet zodra er een baby is geboren. Ze kunnen van invloed zijn op je relatie met je lichaam op de lange termijn en op je vermogen om jezelf alle gevoelens van het moederschap te laten ervaren, met name de niet-zo-leuke emoties, zoals frustratie, depressie en woede, die allen worden versterkt door de hormonen van de menstruatiecyclus. In plaats van te accepteren dat deze gevoelens een essentieel onderdeel zijn van het krijgen van een kind en jezelf niet te slaan omdat je ze voelt, kun je juist last hebben van intense schuldgevoelens, omdat je vindt dat je de minder leuke emoties niet zou mogen hebben. Jou is immers een kind gegund, terwijl voor zoveel anderen die wens onvervuld is gebleven.

Als je echt een baby wil, kan je relatie met je voortplantingssysteem en je cyclus erg negatief worden. Bewust bezig zijn met je cyclus, vanuit een ander perspectief dan vruchtbaarheid, is een manier om je weg terug te vinden naar een evenwichtiger relatie met je cyclus.

Zwangerschap

Je bewust zijn van en werken met je cyclus is een fantastische voorbereiding op zwangerschap en ouderschap, maar je kunt De Cyclus Strategie ook gebruiken tijdens en na je zwangerschap. Natuurlijk heb je geen menstruatiecyclus als je zwanger bent (hoewel je soms wat bloedverlies kunt hebben rond de tijd dat je normaal gezien zou menstrueren), maar in plaats daarvan ga je een andere cyclus in. Een cyclus die veel langer duurt en waarvan je sommige delen leuk en fijn gaat vinden en andere delen moeilijker.

Het eerste trimester is als een soort verlengde winter en geeft je de tijd om je aan te passen aan de nieuwe situatie. Zelfs als de zwangerschap gepland en gewenst was, kan het als een schok voelen. En als je je angstig voelt of eerder een verlies hebt geleden, kun je deze periode als onzeker en breekbaar ervaren. Het is een tijd waarin alles langzamer gaat. Je energie daalt waarschijnlijk veel sneller dan je verwacht en je kunt in slaap vallen zonder dat je het aan voelt komen (omdat er een mens en een placenta in je groeien, en dat kost nogal wat moeite en energie). Je spijsvertering komt bijna stil te staan door de effecten van progesteron, het zwangerschapshormoon dat je spijsvertering vertraagt, zodat je lichaam de kans krijgt meer voedingsstoffen op te nemen uit het voedsel dat je eet. Overigens heeft al dat voedsel waarschijnlijk dezelfde kleur: beige. In het eerste trimester kunnen de meest simpele dingen in het leven, zoals reizen met het openbaar vervoer, je compleet leegzuigen. Al helemaal als je de pech hebt getroffen te worden door zwangerschapsmisselijkheid – of de extreme vorm daarvan: Hyperemesis gravidarum. In beide gevallen is het broodnodig om rust te nemen en je af te zonderen.

Sommigen van jullie gaan over naar de lente van de zwangerschap zodra het tweede trimester begint. Als de zwangerschap en het leven je zwaar vallen en je je erg uit-

CH-CH-CH-CH-CHANGES

geput voelt, kan het zijn dat je winter nog een maandje langer duurt. Je weet dat je lente is begonnen als je weer zin krijgt in kleurrijke, gezonde voeding en je uit jezelf van de bank komt en gaat bewegen. Het kan zelfs zo zijn dat er een vonkje libido opflikkert. Waar je in de winter alleen maar energie had om je bezig te houden met je basisbehoeften, zoals eten, drinken en slapen, heb je in je lente weer ruimte voor andere zaken. Je hebt weer interesse voor andere mensen dan alleen jezelf en het kind in je buik, je kunt weer nadenken over wat er in de wereld gaande is en je hebt zelfs zin om mee te doen. Het lenteseizoen van de zwangerschap staat in het teken van mogelijkheden en hoop dat deze zwangerschap doorzet en tot een goed einde komt.

Ergens in je tweede trimester vindt de overgang naar de zomer plaats. Het kan zijn dat die niet zo uitgesproken is als toen je je lente inging, maar je weer geil en opgewonden voelen is absoluut een teken dat de zomer is gearriveerd. Zie het zomerseizoen als de wittebroodsweken van je zwangerschap: je hebt veel energie, je bent vrolijk en je kunt je nog steeds makkelijk bewegen, dus grijp je kans en maak er het beste van. Doe de dingen die je leuk vindt, ga een avondje uit en maak tijd voor de mensen van wie je houdt. Vink in dit seizoen ook het grootste deel van je prenatale to-dolijst af, zodat je ontspannen je herfst in gaat. Een mogelijk nadeel van je zomer is dat je buik steeds meer groeit en dus steeds meer opvalt. Andere mensen vinden nogal eens dat ze het recht hebben er iets over te zeggen of je buik zelfs ongevraagd aan te raken. Dit is het 'je te zichtbaar voelen'-gedeelte van de zomer in je zwangerschap en ik stel voor dat je de ongewenste handen pertinent van je af mept.

Rond de tijd dat het derde trimester begint of al even bezig is, merk je ook dat de overgang naar de herfst van je zwangerschap plaatsvindt. Net als bij de menstruatiecyclus verschilt per persoon hoe je een zwangerschap ervaart. Ook de timing van de seizoenen hangt af van hoe je je gedurende de zwangerschap hebt gevoeld en de mate van ondersteuning die je krijgt van de mensen om je heen. Misschien doe je het wat rustiger aan, voel je het effect van de schommelingen in je bloedsuikerspiegel, heb je last van stemmingswisselingen. Misschien voel je je gestrest en opgefokt, of juist totaal uitgeput. Luister naar je lijf. Als je geïrriteerd bent over iets of ergens van ontdaan raakt, houd er dan rekening mee dat je die zaken nu aanpakt, nog voordat je baby ter wereld komt. De dingen waar je je over opwindt, kunnen zelfs je bevalling beïnvloeden, dus negeer ze niet. Als je uitgeput bent, rust dan alsjeblieft uit en zorg goed voor jezelf. Bevallen en een kersverse ouder zijn als je al op apegapen ligt, is hard werk.

De herfstfase van je zwangerschap is het perfecte moment om op je leven te reflecteren en wat aanpassingen te maken. Sorteer en orden je spullen, geef items weg die je niet meer gebruikt, vul je vriezer met een veelheid aan eten, fix klusjes die al heel lang op je takenlijst staan, neem rust, rommel wat, ruim de dingen om je heen op. Organi-

CH-CH-CH-CH-CHANGES

seer een ouderwetse grote schoonmaak en geef helemaal toe aan je nesteldrang, als je die hebt (het is ook helemaal oké en prima als je die drang niet voelt). Vind je het moeilijk om hulp te vragen aan anderen, dan is dit hét moment om jezelf die skill aan te leren en er een gewoonte van te maken. Vind je stem en laat de mensen om je heen weten wat je wenst en wat je nodig hebt. Dat kan te maken hebben met wat je nodig hebt gedurende de zwangerschap, wat je wil tijdens de bevalling (een tijd waarin zelfs de sterkste vrouwen hun stem kunnen verliezen en de meest stille hun stem juist kunnen vinden) en wat je wenst voor de eerste dagen of weken als gezin. Leg nu alvast de basisregels voor de post-partumperiode vast, zodat je geliefden de kans krijgen hun verwachtingen aan te passen en in lijn te brengen met wat jij wil.

In de menstruatiecyclus start de winterfase ofwel in de uren of dagen voordat de menstruatie zich aandient – misschien gaat het gepaard met een gevoel van afstand tot de wereld – ofwel het is het daadwerkelijke bloeden dat de winter aankondigt. Hetzelfde geldt voor bevallen; ofwel je bevindt je in de tussenliggende periode, in de dagen of weken voordat de bevalling zich aandient, of de start van de bevalling maakt dat je de winter inglijdt. De bevalling zelf zul je naar alle waarschijnlijkheid ervaren als de winter der winters. Dit is het ultieme proces van loslaten, van de diepste dieptes van jezelf ontdekken, van door deuren gaan waarvan je niet eens wist dat ze er waren en waarvoor je misschien liever wegrent, van controle verliezen en controle overdragen aan iets wat vele malen groter voelt dan jijzelf. Maar jij bent het zelf, natuurlijk. En bevallen kan niet grootser zijn dan jij.

Tijdens de bevalling is het cruciaal om je terug te trekken op een veilige, donkere plek, zodat je hormonen hun optimale niveau kunnen bereiken en op die manier een vlotte en efficiënte bevalling mogelijk maken. Net zoals masturbatie en orgasmes helpen bij menstruatiepijn, kunnen ze ook verlichting bieden tijdens de bevalling en – in combinatie met stimulatie van de tepels – kunnen ze ook meehelpen bij het opwekken van weeën. Er zijn veel overeenkomsten tussen de menstruatie en bevalling. Ongeacht hoe het proces verloopt, brengt een bevalling je terug naar je essentie en dwingt je naar jezelf, jouw échte zelf, te kijken – iets wat je maar al te bekend kan voorkomen als je gewend bent elke maand de strijd aan te binden met hardcore menstruaties.

Na de geboorte van je kind bloed je nog een tijdje, en terwijl dat gebeurt, bevind je je absoluut in je winter, dus gedraag je daar alsjeblieft naar. Ik zie veel te vaak kersverse ouders die hun uiterste best doen zo snel mogelijk aan de winterfase van hun post-partumperiode te ontsnappen. Trillend strompelen ze over straat, terwijl ze zouden moeten rusten en hun hechtingen de tijd moeten gunnen om te genezen. Net zoals voldoende rust nemen tijdens je menstruatie zorgt voor een productieve lente en zomer, zal voldoende rust nemen in je vierde trimester je veel voordeel opleveren in de maanden en jaren die nog

CH-CH-CH-CH-CHANGES

komen. Dit is kostbare tijd die je niet meer terugkrijgt en die je ook niet op dezelfde manier kunt beleven met toekomstige kinderen. Althans, niet zonder hulp van anderen. Streef in ieder geval naar een week in bed en een week in de buurt van je bed. Trek de ophaalbrug op en zeg nee tegen bezoekers, tenzij ze natuurlijk van het behulpzame soort zijn dat eten komt brengen, je was ophangt en de afwas doet, maar zelfs dan is het goed om een tijdslimiet aan te geven. Bedenk op het moment dat je beslist wie er mag langskomen van wie je het oké vindt als ze je zien in je ondergoed en met blote borsten, want ongeacht hoe je je baby voedt is dit een nuttige manier om te bepalen wie je in de buurt wil hebben. Familiegedoe kan een stempel drukken op deze tijd, maar dit is jouw moment als nieuw gezin, dus geef jezelf prioriteit. Nodig in de eerste week geen mensen uit die je niet heel graag wil zien; je hormonen ondergaan een enorme verandering tussen dag twee tot vijf, met name op dag drie en vier. En hoewel sommige mensen zich moeiteloos door deze omschakeling heen manoeuvreren (meestal als ze een vlotte bevalling achter de rug hebben, zonder dat er hoefde te worden ingegrepen, en ze hun rol als ouder rustig op kunnen starten), barsten veel van de vrouwen die ik begeleid toch op z'n minst wel één keer in huilen uit, of ze hebben een complete emotionele uitbarsting. Dat laatste gebeurt meestal als ze een bevalling met alles erop en eraan hebben gehad en/of als ze meteen na de geboorte van hun kind te hard van stapel zijn gelopen (wat al vrij snel zo is, want zelfs de 'kleine' dingen zoals douchen kunnen al doodvermoeiend zijn). De eerste drie maanden na de geboorte worden het vierde trimester genoemd omdat je baby in die periode een enorme overgang doormaakt, van baarmoeder naar wereld. Ook jij moet een enorme omschakeling maken, zelfs als je het klappen van de zweep al kent. Elke baby is anders, maar ze hebben allemaal tijd nodig om te wennen aan de buitenwereld, die heel anders is dan de warmte die ze hebben achtergelaten. En jouw wereld verandert ook, wat betekent dat je tijd nodig hebt om het een en ander uit te zoeken: hoe je je baby kunt voeden en verzorgen, hoe je het beste voor jezelf kunt zorgen, en hoe je om moet gaan met al die andere invloeden in je leven, zoals je relatie en je professionele leven. Trek jezelf terug en neem je intuïtie serieus, dat zal je helpen. In het vierde trimester kun je je ongelooflijk gevoelig en kwetsbaar voelen. Zowel geliefden als volslagen vreemden kunnen met lompe opmerkingen over je baby of je manier van opvoeden zonder pardon over je hart heen walsen en je net opgebouwde zelfvertrouwen als kersverse ouder de grond instampen. Denk goed na over wie je om je heen toelaat, en nog belangrijker: weet dat de beslissingen die je neemt voor jou en je gezin de juiste beslissingen zijn. Je doet het geweldig, echt waar.

Na een maand of drie heb je hopelijk wat meer grip op je nieuwe leven en is het naar alle waarschijnlijkheid wat makkelijker om het huis te verlaten en eropuit te gaan; een

CH-CH-CH-CH-CHANGES

duidelijk teken dat je langzaam het vierde trimester – en daarmee je winter – achter je laat. Maar om eerlijk te zijn, de sporen van het vierde trimester bleven bij mij nog lang hangen, wel tot de achttiende maand. Soms was dat fijn, maar soms was het hard werken en ik vermoed dat ik niet de enige ben die het zo heeft ervaren. Pas toen ik weer begon te menstrueren voelde ik de omschakeling pas écht.

Borstvoeding (of *chestfeeding*, een term die wordt gebruikt door trans mannen of mensen die zich als masculien identificeren en die hun baby wel voeden met de borst, maar daar liever niet het woord 'borstvoeding' voor gebruiken) kan – maar hoeft niet altijd – de ovulatie en de menstruatie stoppen, waardoor er post-partumamenorroe ontstaat. Doe je niet aan borstvoeding of chestfeeding, dan kun je al drie weken na de bevalling weer ovuleren. Het is dus de moeite waard om op tijd afspraken te maken en beslissingen te nemen over anticonceptie, zelfs als je voorlopig nog niet van plan bent tussen de lakens te duiken. Seks na de bevalling kan ongemakkelijk en pijnlijk zijn, zelfs na een keizersnede. Dat komt niet alleen door emotioneel en fysiek trauma, maar ook door vaginale droogheid, wat in de post-partumperiode veel voorkomt door een lage oestrogeenspiegel.

Als je PCOS of hypothyreoïdie hebt, is het belangrijk om te weten dat beide aandoeningen de melkproductie kunnen beïnvloeden. Als je borstvoeding wil gaan geven, raad ik je aan om tijdens je zwangerschap specialistische hulp te zoeken van een lactatiekundige die lid is van de Nederlandse Vereniging van Lactatiekundigen (NVL), zodat je je kunt voorbereiden op eventuele problemen.

Zwangerschap is een tijdelijke toestand, een overgangsfase. Je bevindt je op een moment tussen daar waar je vroeger was en daar waar je naartoe gaat. Sommige mensen zullen van dit ongrijpbare gevoel genieten, anderen zullen het als diep verontrustend ervaren. Niet menstrueren brengt ook de nodige uitdagingen met zich mee, omdat je het moment van ontlading mist waar je zo aan gewend bent geraakt in een cyclus. Het is daarom belangrijk dat je andere manieren vindt om opgekropte gevoelens los te laten. Tijdens de zwangerschap en de post-partumperiode kun je de maancyclus gebruiken in plaats van je eigen menstruatiecyclus, zodat je elke maand toch regelmatig wat rusttijd kunt inplannen en alsnog kunt werken met het ritme van een cyclus (zie pagina 94).

Als ouderschap en PMS botsen

Waardevol en voldoening gevend, beklemmend en meedogenloos, het ouderschap komt met een hele berg uitdagingen. Als je al moeite hebt om in je basisbehoeften te voorzien, zoals genoeg water drinken, regelmatig eten en voldoende slapen, hoe kun je dan genoeg aandacht hebben voor de andere zaken die belangrijk zijn, zoals je hechte vriendschappen, je relatie en je persoonlijke en professionele ambities? En dan heb ik het nog niet eens over de complexiteit van wat het met je hormonen doet, of over hoe lastig het is om met je menstruatiecyclus te

CH-CH-CH-CH-CHANGES

werken als de oneindige eisen die het ouderschap aan je stelt verpletterend kunnen aanvoelen, terwijl je cyclus je tegelijkertijd dwingt om iets voor en van jezelf terug te pakken. Ook hier bieden de innerlijke seizoenen een manier om je identiteit, verlangens en behoeften te ontdekken.

De lente en zomer zijn geweldige seizoenen in je cyclus om een ouder te zijn. Het speelse en nieuwsgierige karakter van de lente gaat uitstekend samen met spelen met je kinderen. De toename in energie en positiviteit die je hopelijk voelt in je zomer, maken het ouderschap veel makkelijker en lichter. Zorg er dus voor dat je maximaal van de seizoenen profiteert en plan tijd in met je kinderen zodat je optimaal van ze kunt genieten. Als het gaat om een goed slaapritme ontwikkelen, zindelijk worden of wennen aan een nieuw schema, is het een goed idee met deze dingen te beginnen in je lente, zodat je het grootste deel van het werk doet als je hoofd ernaar staat. Proberen om je kind de hele nacht te laten doorslapen zal niet werken op het moment dat jij in je herfst zit en het moeilijk hebt.

Een mens grootbrengen is de meest uitdagende baan die er bestaat, maar het is er niet een waarbij je per se de vruchten plukt van je harde werk en je resultaten kunt vieren. Dat kan zijn omdat je zo diep begraven bent in je taken dat je door de bomen het bos niet meer ziet, of omdat je niet samenwerkt met mensen die erkennen wat je doet en met je delen hoe ze je zien. Je lente en zomer

DE CYCLUS STRATEGIE

kunnen ontzettend frustrerend zijn als je nog ander werk naast het ouderschap wil aanpakken, maar niet in staat bent dat werk te doen zoals je gewend was. Tijdgebrek kan overigens heel motiverend werken, en waarschijnlijk sta je versteld van hoeveel je voor elkaar kunt krijgen. Het mag dan wel de eenentwintigste eeuw zijn, toch wordt bij moeders de bereidheid om alles opzij te zetten voor hun kinderen nog steeds beloond en wordt de terugkeer naar het werk met opgetrokken wenkbrauwen beoordeeld. Zelfs tijdens het schrijven van dit boek werd mij verteld dat ik niet alles kan hebben, waarmee ze bedoelen: ik kan niet én moeder zijn én me bezighouden met zo'n intens project. Tegen mijn vriend zegt níémand dat!

De meeste moeders die ik ken zijn sowieso wanhopig toe aan een time-out (moge dat duidelijk zijn), maar met name in de herfst en winter van de cyclus kan premenstruele prikkelbaarheid en depressie ervoor zorgen dat je gillend de deur uit wil rennen. De overweldigende behoefte om alles te laten vallen, weg te lopen en je terug te trekken is meestal niet haalbaar als je kinderen nog jong zijn – vaak kun je niet eens in alle rust even poepen – en jonge kids zijn zéér gevoelig voor elke poging die je doet om even wat tijd los van elkaar door te brengen. Omwille van je eigen mentale gezondheid is het toch van belang dat je die tijd en ruimte voor jezelf neemt. Onthoud dat *datgene wat je stoort in je herfst, je hele cyclus lang al aanwezig is*, maar in de eerste helft van je cyclus wordt dat wat er aan de hand is door oestrogeen gecamoufleerd en het wordt

CH-CH-CH-CH-CHANGES

pas onthuld als je in je herfst terechtkomt. Het gecombineerde effect van de zware mentale last die moeders vaak ervaren plus de neiging die ze hebben om het leeuwendeel van het onbetaalde werk in het huishouden op zich te nemen, zoals klusjes en praktische en emotionele zorgtaken, resulteert meestal in een stormachtige herfst, zelfs als je alle gedachten en gevoelens die je hebt voor je houdt. Houd bij welke dingen je in woede doen ontsteken of in een neerwaartse spiraal van tranen en depressie doen belanden, zodat je concreet kunt bedenken hoe je de situatie kunt veranderen. Weet je nu niet zeker wat je te doen staat? Ik vermoed dat het iets te maken heeft met minder doen voor anderen en meer doen voor jezelf.

Als je vermoedt dat je depressief bent, dan ben je niet alleen; een op de vijf vrouwen heeft psychische problemen die te maken hebben met het moederschap. En dat is geen verrassing, gezien de ondersteuning die we krijgen. Of eigenlijk: het gebrek aan ondersteuning. Het was nooit de bedoeling dat we het alleen zouden doen, want echt, er is een heel dorp voor nodig om een kind groot te brengen, alleen al om te voorkomen dat de ouders hun verstand verliezen. Een kind zorgt voor een enorme verschuiving in jezelf en in je hechte relaties. Grote kans dat je weinig of helemaal niet slaapt, dus bereid je maar voor op een schommelende bloedsuikerspiegel, stemmingswisselingen, ontstekingen en eetbuien. Een gezond, voedzaam dieet zoals je tijdens je zwangerschap volgde staat waarschijnlijk ook niet echt hoog op je prioriteitenlijst, waardoor je leeft op lege koolhydraten, suiker en cafeïne, wat resulteert in meer ontstekingen en een nóg labielere bloedsuikerspiegel. Als je al die factoren met elkaar combineert – enorme psychologische en fysiologische veranderingen in het jaar na de bevalling plus gebrek aan ondersteuning plus suboptimale zelfzorg – is het geen wonder dat zo veel van ons psychische problemen ervaren. Als je in het verleden een psychologische aandoening hebt gehad, heb je 50 procent kans dat die terugkeert in de post-partumperiode, en een kind krijgen kan een premenstruele dysfore stoornis triggeren (PMDD, de extreme vorm van PMS). Het is dus essentieel dat je nadenkt over een vangnet en een zorgplan voordat je de baby krijgt.

> **Post-partumthyreoïditis**
> Een hormonale disbalans die kan resulteren in een postnatale depressie is post-partumthyreoïditis, waarbij de schildklier aan de basis van je nek ontstoken raakt in het eerste jaar na de bevalling. De aandoening kan lastig te herkennen zijn, aangezien de tekenen en symptomen ervan meestal worden toegeschreven aan de realiteit van het leven met een pasgeboren kind, maar 1 op de 18 nieuwe moeders ontwikkelt het. Er bestaan twee fases van post-partumthyreoïditis. In de eerste fase is de schildklier overactief (hyperthyreoïdie) en in de tweede werkt de schildklier juist te traag (hypothyreoïdie). Het

is mogelijk post-partumthyreoïditis te hebben en maar één fase door te maken – 43 procent van de gevallen heeft alleen hypothyreoïdie.

De fases van post-partumthyreoïditis zijn:

- Een tot vier maanden na de bevalling verschijnen symptomen ten tonele die overeenkomen met hyperthyreoïdie, zoals angst, prikkelbaarheid, snelle hartslag, hartkloppingen, snel gewichtsverlies, vermoeidheid, slapeloosheid, tremors en overgevoeligheid voor hitte. Deze symptomen houden doorgaans een tot drie maanden aan, waarna de tweede fase kan ontstaan.
- Zodra de schildklierfunctie afneemt, komen de symptomen van hypothyreoïdie om de hoek kijken, zoals uitputting, depressie, gewichtstoename, haaruitval, obstipatie, pijntjes en kwalen, concentratiestoornissen, weinig zin in seks, het altijd koud hebben. Deze symptomen treden doorgaans zo'n vier tot acht maanden na de bevalling op en houden zo'n negen tot twaalf maanden aan.

De effecten van post-partumthyreoïditis kunnen je leven flink overhoopgooien. Alsof wennen aan het moederschap niet al moeilijk genoeg is zonder dat je hormonen ook nog eens een venijnig spelletje met je spelen. Hoewel de meeste artsen zeggen dat je het tijd moet geven en dat de aandoening vanzelf overgaat (meestal binnen een jaar), neem ik daar geen genoegen mee. Zulk beleid bagatelliseert niet alleen de ervaringen van vrouwen, maar het kan hun ook de cruciale hechtingsperiode met hun baby ontnemen. Daarbij, vrouwen die post-partumthyreoïditis ontwikkelen hebben 25-30 procent kans dat ze binnen vijf tot tien jaar permanente hypothyreoïdie krijgen. Dat betekent dat zich in het eerste jaar na de bevalling een kans voordoet om het risico op het ontwikkelen van permanente hypothyreoïdie te beoordelen. Degenen die een groter risico lopen kunnen er zo uit worden gepikt en in de daaropvolgende jaren regelmatig worden gecontroleerd.

Als jij of iemand in je familie een voorgeschiedenis heeft van auto-immuunziektes of schildklieraandoeningen, of als je diabetes type 1 hebt, moet je tijdens de zwangerschap bloed laten prikken en je laten testen op schildklierhormonen en antilichamen, omdat je een verhoogd risico hebt op het ontwikkelen van post-partumthyreoïditis. Van degenen die in het derde trimester van de zwangerschap positief testen op schildklierantistoffen, zal 80 procent post-partumthyreoïditis ontwikkelen. Als je het gevoel hebt dat je klachten voortkomen uit meer dan alleen de stress van het krijgen van een kind, vraag dan je huisarts om je schildklier te tes-

> ten, vooral als je de diagnose post-partumdepressie hebt gekregen. Het kan zijn dat je in plaats van een antidepressivum een schildkliermedicijn nodig hebt, en wat hulp. En onthoud, alleen testen op het hormoon TSH is niet voldoende. Zelfs bij een volledige schildkliertest is hypothyreoïdie meer dan eens subklinisch, dus je kunt bijna elk symptoom hebben, maar uit de laboratoriumtesten kan nog steeds niets blijken. In dat geval zal een diagnose moeten worden gesteld op basis van je klachten en symptomen in plaats van op basis van een bloedtest (zie pagina 239). We moeten 'Nou, je hebt een kind, dus natuurlijk voel je je zo' niet meer beschouwen als een antwoord dat goed genoeg zou zijn.

Als je kinderen hebt, is het jouw taak om ze te overstelpen met liefde, ze te voeden en ze warm te houden. Om ervoor te zorgen dat je gefocust bent op het in leven houden van je nageslacht, ondergaan je hersenen tijdens de zwangerschap een transformatie; je brein krimpt en herstructureert zichzelf. Dat, in combinatie met de lage hormoonlevels in je bloed in je post-partumperiode, betekent dat de dagen van multitasken verleden tijd zijn. Zelfs iets simpels als het onthouden van een telefoontje dat nog moet worden gepleegd, kan opeens problematisch worden. Eenvoudige taken worden overweldigend en stressvol, en je kunt in een staat van hypervigilantie (opperste paraatheid) terechtkomen die onmogelijk uit te schakelen is, waardoor je je permanent moe maar rusteloos voelt. Bij stress neemt het bijnierhormoon cortisol de leiding om de crisis te overleven, maar het moederschap kan je als een constante crisis ervaren en dan wordt het wat lastig voor je bijnieren om de aanhoudende stress bij te benen. Ze werken het beste als je regelmatig eet en goed slaapt. Gelukkig is dat geen enkel probleem voor je nu je moeder bent, toch? Als je dit probleem niet aanpakt kan het leiden tot gewichtstoename rond je middel, vermoeidheid en depressie – precies wat je nodig hebt! Je kunt je bijnieren een zetje in de goede richting geven door te zorgen dat je genoeg drinkt en regelmatig eet. Ga niet extreem aan de lijn en sla zeker geen maaltijden over om af te vallen, want daar krijg je alleen maar een lage bloedsuikerspiegel van, je humeur wordt er niet beter op en als kers op de taart wakker je de afgifte van cortisol alleen maar aan, waardoor de vetverbranding afneemt, om brandstof te besparen. Je valt er dus niet eens van af.

Symptomen dat je bijnier niet zo lekker gaat zijn onder meer: grote moeite hebben om 's ochtends uit bed te komen; dodelijke vermoeidheid in de middag; verlangen naar suiker, vet en zout; verminderde weerstand; depressie; weinig tot geen zin in seks; je licht voelen in je hoofd of duizelig zijn, vooral als je vanuit een liggende of zittende positie gaat staan; *brain fog* (een hoofd vol watten) en geheugenverlies; prikkelbaarheid; minder goed in staat zijn om met stress om te gaan; moeite met in slaap vallen of juist midden in de nacht klaarwakker zijn (want een laag cortisolgehalte beïnvloedt de regulatie van je bloedsuikerspiegel in de nacht, en een laag bloedsuikergehalte kan ervoor zorgen dat je wakker wordt om meer brandstof tot je te nemen); meer last hebben van PMS en symptomen van perimenopauze.

Perimenopauze en menopauze

De menopauze zelf duurt welgeteld één dag, omdat je die bereikt na een jaar zonder menstruaties. Wat de meeste mensen als menopauze beschouwen, is in werkelijkheid de perimenopauze. Het is de periode die aan de menopauze voorafgaat, waarin symptomen kunnen optreden zoals veranderingen in je menstruatiepatroon, veranderingen in de hevigheid van je bloedingen, opvliegers, nachtelijk zweten, slapeloosheid, vermoeidheid en PMS.

95 procent van ons zal op een bepaald moment, ergens tussen de 44 en 56 jaar, de menopauze ervaren. Gemiddeld is de leeftijd vijftig jaar. Erfelijkheid en of je rookt of niet bepalen mede hoe vroeg je de overgang maakt. Hoeveel je rookt kan eveneens van invloed zijn op het moment van menopauze, oftewel: hoe meer je rookt, hoe eerder het kan plaatsvinden. Een vervroegde menopauze – als die zich voordoet vóór de leeftijd van veertig – komt voor bij ongeveer 2 procent van de vrouwen. Erfelijkheid lijkt daarbij een rol te spelen, dus als er een geschiedenis is van vroege menopauze in je familie, is het verstandig om daar

rekening mee te houden bij het nemen van beslissingen over mogelijke toekomstige gezinsuitbreidingen.

Naarmate de voorraad eicellen begint te slinken en de kwaliteit ervan afneemt, vermindert ook de ontwikkeling van follikels, wat weer resulteert in een afname van vruchtbaarheid en het optreden van onregelmatige cycli. Om te beginnen werkt je hypofyse harder om follikels uit je eierstokken te trekken door meer follikelstimulerend hormoon (FSH) naar buiten te pompen in een poging ze te stimuleren. De eerste fase van je cyclus wordt daardoor korter, wat resulteert in frequentere cycli. Dit is hoe je lichaam zoveel mogelijk kansen creëert om zwanger te worden voordat je stopt met ovuleren. Het zijn deze onregelmatige (meestal kortere) cycli die gewoonlijk in je veertiger jaren, of zelfs al in je dertiger jaren, het begin markeren van de perimenopauze, hoewel je menstruatiecyclus het misschien pas over tien jaar voor gezien houdt.

Misschien herinner je je nog uit *De Cyclus Strategie* dat er in elke cyclus duizenden follikels volgens een natuurlijk proces afsterven. Tegen de tijd dat de perimenopauze om de hoek komt koekeloeren, is het aantal overgebleven follikels sterk gedaald, wat betekent dat het aantal op de follikels aanwezige cellen die verantwoordelijk zijn voor de productie van hormonen óók sterk afneemt. Dat resulteert in een afname van de ovariële hormoonproductie. Hierdoor ontstaat een toename van anovulatoire cycli die meestal aan de lange kant zijn, waardoor je soms enkele maanden niet menstrueert. Bij afwezigheid van een regelmatige eisprong en een functionerend corpus luteum (geel lichaam) om progesteron te produceren, krijgt oestrogeen vrij spel omdat het niet meer onder controle wordt gehouden. Je oestrogeen slaat op hol, als dat niet al het geval was, en je krijgt last van klachten die samenhangen met oestrogeendominantie, zoals zwaardere en/of langere menstruaties, PMS, gevoelige borsten, een opgeblazen gevoel, hoofdpijn en het vasthouden van water. Zonder de kalmerende effecten van progesteron op je zenuwstelsel, kun je je geagiteerd en angstig voelen. Je slaapt minder goed, wat betekent dat je uitgeput wakker wordt en in een vicieuze cirkel belandt van een slecht humeur, weinig energie en beroerde nachten.

Na verloop van tijd beginnen ook je oestrogeenlevels te dalen en krijg je symptomen van een oestrogeentekort, zoals vaginale droogheid, pijn bij seks (als je daar überhaupt zin in hebt), een lekkende of overactieve blaas die extra vatbaar is voor infecties, opvliegers, nachtelijk zweten, slaapproblemen, een slecht geheugen en algeheel gevoel van ouder worden. Waarschijnlijk krijg je hartkloppingen, zelfs als je je ontspannen voelt. Of word je midden in de nacht wakker, badend in het zweet, en moet je je doorweekte beddengoed verschonen. Veel van mijn cliënten merken dat hun klachten onmiddellijk verergeren als ze een glas wijn drinken of zwaar, pittig voedsel eten, dus pas op met eten en drinken dat verwarmend werkt en ga voor een gezond, verkoelend dieet (denk dan aan groen en voedzaam eten).

Dit alles klinkt misschien als een redelijk voorspelbaar lineair proces, maar hoewel het algehele hormonale verhaal duidelijk en logisch lijkt, kan de dagelijkse realiteit aanvoelen alsof je in een achtbaan zit. En waarschijnlijk is dat ook het geval. Bekijk het volgende diagram maar eens. Hoewel je hormonen in je cycli tijdens de premenopauze op voorspelbare wijze op- en afvloeien als eb en vloed, fluctueren je hormonen in de perimenopauze enorm.

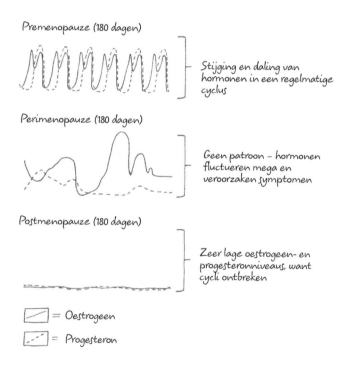

Het kan goed zijn dat dit alles je behoorlijk shit in de oren klinkt. Het is daarom de moeite waard om in gedachten te houden dat de menopauze geen aandoening is, maar een levensgebeurtenis en dat veel mensen het als overwegend positief ervaren. Het is een tijd waarin je vol in je eigen kracht komt te staan, maar voor sommigen zal de weg daarnaartoe wat hobbelig zijn. Hoe beter je leert werken met je menstruatiecyclus in de jaren die voorafgaan aan de menopauze, hoe makkelijker de psychologische overgang zal zijn. Alles wat je dwarszit in je leven en wat nog niet is opgelost, zal tijdens je menopauze groots aanvoelen en je kunt je kop niet langer in het zand steken. Zonder oestrogeen om de niet zo mooie kant van het leven te verdoezelen, bekijk je je leven en je relaties door een andere bril. Oestrogeen maakt dat we om anderen geven, dus als je oestrogeenniveau daalt, neemt ook je tolerantie af tegenover het gezeur en gedoe van de mensen om je heen. Het kan dus zijn dat plots de schellen van je ogen vallen en dat je je realiseert hoeveel tijd je altijd spendeerde aan anderen in plaats van aan jezelf. Je kunt best wrokkig en bitter worden als je tot de conclusie komt dat jouw eigen behoeften al die tijd zijn genegeerd en aan de kant zijn geschoven. En dat is precies waarom het zo belangrijk is om al vroeg in je menstruerende leven met je menstruatiecyclus te gaan werken. Elke cyclus maakt je fijngevoeliger richting de menopauze, helpt je om zelfbewustzijn en mildheid ten opzichte van jezelf te ontwikkelen en leert je gezonde grenzen te stellen en een goed evenwicht te vinden tussen zelfzorg en zorg voor anderen.

Tijdens de perimenopauze kan PMS eerder beginnen en

heftiger toeslaan dan vroeger. Je bevindt je in de herfstfase van je leven en daar dwars doorheen walst vervolgens de herfstfase van je cyclus. Deze dubbele dosis versterkt zowel de superkrachten als de valkuilen van de herfst. In je herfst draait alles om perfectioneren, zodat je je kunt concentreren op dat wat belangrijk is. Dit is vooral relevant als je je – bewust of onbewust – realiseert dat de winter van je leven voor de deur staat. Die realisatie kan een gevoel van urgentie met zich meebrengen, bijvoorbeeld over het krijgen van een kind of over het opbouwen van een carrière.

Nu je langzaam op het winterseizoen van je leven afstevent, leer je meer vertrouwen op je innerlijke wijsheid en voel je je steeds zekerder van jezelf, maar deze fase wordt in de traditionele Chinese geneeskunde ook geassocieerd met het element metaal; het is daarom belangrijk waakzaam te zijn voor verharding en broosheid van zowel lichaam als geest, en om actief te blijven werken aan flexibiliteit.

Terwijl je oestrogeen- en testosterongehalte hoog zijn in vergelijking met je andere hormonen, kan je zin in seks grote hoogten bereiken. Daarna, als je oestrogeen weer daalt, vooral na de menopauze, kunnen urogenitale problemen fijne seks in de weg staan. Minder oestrogeen veroorzaakt vaginale atrofie, waarbij de vaginale bekleding dunner en droger wordt, en er een afname is in de productiesnelheid en het volume van de vloeistof die vrijkomt bij opwinding. Daardoor kan penetratieseks oncomfortabel en zelfs pijnlijk worden. Je kunt last hebben van jeuk, irritatie en een branderig gevoel, zelfs als er geen seksuele activiteit is. Het collageen dat je huid soepel en elastisch houdt is oestrogeenafhankelijk, en omdat je oestrogeen afneemt, lukt het je ook steeds minder goed om je plas op te houden. Helaas is urineverlies niet de enige klacht rondom je blaas; een overactieve blaas en urineweginfecties komen ook vaker voor.

In mijn kliniek is abnormale bloeding uit de baarmoeder het meest voorkomende baarmoederprobleem dat ik behandel bij perimenopauzale cliënten. Daarbij gaat het om bloedingen die plaatsvinden buiten de normale menstruatiecyclus om, maar die niet door een ziekte worden veroorzaakt. Zo'n bloeding kan veel vormen aannemen: van lichte, voortdurende spotting tot een zware bloeding waar geen eind aan lijkt te komen en met veel en grote stolsels. Abnormale baarmoederbloedingen zijn ook weer een symptoom van oestrogeendominantie, dus is het daarbij van groot belang dat je je oestrogeengehalte vermindert. Dat kan door een paar wijzigingen door te voeren in je dieet, jezelf zo min mogelijk bloot te stellen aan stoffen die lijken op oestrogeen (zoals BPA in plastic) en het ondersteunen van de manieren waarop je lichaam oestrogeen uitscheidt. Traditionele Chinese geneeskunde en/of ATMAT® kunnen in dit soort situaties wonderen verrichten. Ze verminderen hevige bloedingen en gaan bloedarmoede tegen, een veelvoorkomende complicatie die meer bloedverlies kan veroorzaken. De onderliggende oorzaak pakken ze ook aan. Ik zou echt willen dat deze behandelingen in het basispakket zaten, want ik twijfel er niet aan dat ze duizenden mensen een onnodige hysterectomie zouden besparen, een chirurgische procedure waarbij de baarmoeder wordt verwijderd, soms samen met de baarmoederhals, de eileiders en de eierstokken.

Hysterectomie
Hoewel er menstrueerders zijn die zodanig lijden dat ze wanhopig graag van hun baarmoeder af willen en die hun hysterectomie als een heel goede beslissing bestempelen, gaf toch iedereen die ik heb gesproken over het laten uitvoeren van een hysterectomie aan liever hun baarmoeder intact te willen laten, zolang hun nare klachten maar werden opgelost. Bij medische professionals heerst nog steeds het idee dat een baarmoeder niet meer nodig is als je de menopauze eenmaal hebt gehad en dat zo'n ding alleen maar problemen kan veroorzaken. Dus waarom zou je die er niet gewoon uit halen, zodat je er geen last meer van hebt? Mijn ervaring is echter dat deze ingreep psychologische trauma's kan veroorzaken, vooral wanneer het een oplossing is die wordt afgedwongen in plaats van gekozen en die bovendien de wortel van het probleem niet aanpakt: oestrogeendominantie. Dit is hét moment in het leven om echt te kijken naar wat er aan de hand is met oestrogeen, omdat het – als er te veel van is –

tal van andere lastige symptomen kan veroorzaken en het risico op het ontwikkelen van oestrogeenreceptorkanker verhoogt.

Een hysterectomie vergroot je langetermijnrisico op een vaginale verzakking en urine-incontinentie, maar het kan best een geschikte behandeling zijn als alle andere behandelingsopties zijn geprobeerd of als er kanker is ontdekt. Vergeet niet dat het geen oplossing is voor endometriose en alleen in een beperkt aantal gevallen zal het een nuttige behandeling zijn. Als naast de baarmoeder ook de eierstokken worden weggehaald, beland je – ongeacht je leeftijd – in een onmiddellijke menopauze die 'chirurgische menopauze' wordt genoemd. De afname van ovariële hormonen als gevolg van de menopauze hangt samen met een verslechtering van de cardiovasculaire gezondheid en de verergering van aandoeningen als osteoporose, dementie, de ziekte van Alzheimer en sommige vormen van kanker. Onderzoek heeft uitgewezen dat zelfs na een natuurlijke menopauze de eierstokken hormonen blijven produceren die de gezondheid ten goede komen, wat betekent dat het een goed idee is om je eierstokken op hun plek te laten zitten, tenzij er een duidelijke medische reden is om ze te verwijderen.

Heb je een hysterectomie gehad waarbij je eierstokken zijn gespaard, dan heb je nog steeds een

> menstruatiecyclus, maar dan wel zonder menstruatie. Dat betekent dat je nog steeds PMS kunt krijgen en ook dat je overspoeld kan worden door een gevoel van opluchting op het moment dat je menstruatie eigenlijk zou zijn begonnen en je hormoonspiegels weer dalen. Je hebt dus nog steeds baat bij het omarmen en ervaren van de vier innerlijke seizoenen. Zodra je langere periodes van amenorroe begint te ervaren, waarbij je menstruatie soms maanden uitblijft en je voelt dat je lichaam de cyclusjaren gaat verlaten, kun je overschakelen op de maancyclus als een manier om een cyclische levensstijl aan te houden. Zo kun je toch op een natuurlijke manier rusten reflectiemomenten inbouwen (zie pagina 94).

Als de oestrogeenspiegels beginnen te dalen, krimpen de baarmoeder en de borsten, maar nog daarvoor, in de leeftijd van 35 tot 45 jaar, zijn vrouwen meer dan ooit in hun leven vatbaar voor gewichtstoename. Dat betekent dat tegen de tijd dat we in onze perimenopauze terechtkomen, de meesten van ons nogal wat extra gewicht met zich meedragen. Dat is een probleem omdat niet alleen het risico op diabetes en hart- en vaatziekten tijdens de menopauze toeneemt, maar het met je meedragen van overgewicht is nog een andere risicofactor voor oestrogeendominantie, want vetcellen maken hun eigen oestrogeen. Probeer je af te vallen, beperk dan niet je inname van gezonde vetten; die heb je nodig om hormonen te bouwen en om overtollig opgeslagen vet af te breken en uit te scheiden. Verder gaan ze ontstekingen tegen en zijn ze cruciaal als het gaat om de zenuwfunctie; ze helpen je hersenen gezond te houden en ondersteunen je geheugen zodat je beter kunt onthouden waar je die dinges ook alweer hebt gelaten.

Merk je dat je geheugen achteruitgaat en voelt het alsof er een soort mist rond je brein hangt, dan kan dalend oestrogeen daar de oorzaak van zijn. Het is ook mogelijk dat je schildklier de schuldige is. Menstruele onregelmatigheden, zware bloedingen, het uitblijven van de menstruatie en gewichtstoename zijn allemaal tekenen van zowel de perimenopauze als van hypothyreoïdie; een aandoening die frequenter voorkomt naarmate je ouder wordt en waar vrouwen vaker dan mannen last van hebben. Van vrouwen boven de zestig vertoont tot 45 procent van de schildklieren tekenen van hypothyreoïdie en tot 20 procent van de vrouwen boven de zestig heeft subklinische hypothyreoïdie (dat wil zeggen dat het niet wordt gedetecteerd in klinische tests). Het is dus de moeite waard om je schildklierfunctie aan een onderzoek te onderwerpen als bovenstaande symptomen zich voordoen, in combinatie met andere tekenen en symptomen die verband houden met de aandoening. Dit is vooral belangrijk als je probeert zwanger te worden terwijl je al flirt met de perimenopauze, omdat er een verhoogd risico is op een miskraam bij mensen met hypothyreoïdie (er zijn vaak meerdere miskramen voor nodig voordat er hypothyreoïdie wordt vastgesteld). Je kans op depressie neemt toe in de perimenopauze, misschien als reactie op klachten zoals slecht slapen en opvliegers, of door tegenslagen die je in het leven hebt gehad. Een geschiedenis van PMS lijkt een sterke voorspeller van perimenopauzale depressie te zijn. Ik vermoed dat dat komt omdat dezelfde dingen die in elke cyclus spanning veroorzaken, blijven bestaan en worden versterkt door hormonale schommelingen. Het is belangrijk om in gedachten te houden dat uit de Harvard Study of Moods and Cycles bleek dat 83 procent van de vrouwen geen stemmingswisselingen ervaart.

Er zijn hele reeksen aan kruiden en supplementen die van onschatbare waarde kunnen zijn tijdens de perimenopauze en de postmenopauze, evenals het gebruik van bio-identieke hormonen en hormoonvervangende therapie (HRT). Bio-identieke hormonen kunnen hinderlijke symptomen zoals perimenopauzale slapeloosheid en opvliegers verminderen. Het zijn hormonen die dezelfde chemische structuur hebben als de hormonen die van nature in je lichaam voorkomen, alleen zijn deze gemaakt van een stof die voortkomt uit Mexicaanse yams. De yam is overigens ook de basis voor menig hormonale behandeling, waaronder de hedendaagse anticonceptiepil. Bio-identieke hormonen worden voorgeschreven in de vorm van een crème of zuigtabletten door bevoegde beoefenaars. En omdat ze identiek zijn aan de hormonen die je in je lichaam aanmaakt, hebben ze ook dezelfde effecten en voordelen.

Het bespreken van de voor- en nadelen van HRT gaat veel verder dan de reikwijdte van dit boek, maar hier zijn enkele belangrijke punten om te overwegen:

- Hoewel oestrogeen al sinds de jaren zeventig aan vrouwen wordt voorgeschreven, werd het pas in 1991 in klinische onderzoeken op vrouwen getest. Daarvoor werd het alleen op mannen getest.
- Er zijn meer dan vijftig soorten HRT.
- HRT is meestal gericht op het verhogen van de oestrogeenlevels in het lichaam, maar perimenopauzale klachten zijn vaak een gevolg van oestrogeendominantie. Stel jezelf dus de vraag of het wel een goed idee is om meer oestrogeen in je lichaam te stoppen. Hoe zit het met het gebruik van progesteron, androgenen zoals DHEA en testosteron in plaats van of naast oestrogeen?
- Voordat je met HRT of een bio-identieke hormoonbehandeling start, raad ik je ten zeerste aan om eerst de DUTCH-test te doen. Dat is een ongelooflijk uitgebreide hormoontest (zie pagina 139 voor meer informatie) die je een ongeëvenaarde hoeveelheid informatie geeft over je hormonen en op welke manier jouw lijf ze metaboliseert. Dit zal jou en je arts helpen de beste behandeling voor je uit te stippelen.

- Of je nu kiest voor bio-identieke hormonen, HRT, kruiden of vitamines, het draait allemaal om het vinden van de juiste aanpak en de juiste dosering. Daarom raad ik je aan hulp te zoeken bij een gekwalificeerde professional die gespecialiseerd is in de menopauze.
- Eén nare, verontrustende klacht is al voldoende om je leven ernstig te beïnvloeden. Alle hierboven genoemde methodes kunnen een enorm verschil maken in deze levensfase, maar het is van vitaal belang dat je niet alleen begint met HRT, maar dat je ook let op stress, voeding en slaap.

Een hoge cortisolspiegel schaadt je denkvermogen en je geheugen en verergert symptomen zoals opvliegers, depressie en angst. Aangezien deze klachten je een hoop narigheid kunnen opleveren, is het belangrijk om in te zetten op het verminderen van stress om die cortisolgehaltes weer gezond te krijgen. Na decennia van zorgen voor anderen en van jezelf onderaan de prioriteitenlijst zetten, is het hoog tijd dat je eindelijk voor jezelf gaat zorgen. Gelukkig helpt je dalende oestrogeen je om dat te bereiken. Zelfzorg is niet langer een optie meer, het is een must. Mocht je het nog niet gedaan hebben, zet dan duidelijk voor jezelf op een rijtje wat je in je leven wil wanneer je naar de volgende fase gaat. Neem een paar beslissingen, zelfs als ze alleen zijn gebaseerd op wat je niet wil, omdat verstandig snoeien ruimte zal maken voor nieuwe dingen. Beweging kan wonderen doen voor je stresslevel, maar sport je en lukt het je niet om goed met stress om te gaan, probeer dan wat minder vaak en zwaar te trainen. Intensieve sportsessies kunnen onevenwichtigheden in stresshormonen verergeren. Als je genoeg weerstand hebt tegen stress, stort je dan eens op HIIT-trainingen, aangezien die de insulinegevoeligheid verbeteren, helpen bij het afvallen en een stimulerend effect hebben op het groeihormoon dat verantwoordelijk is voor spieropbouw en botdichtheid. Je behoefte aan calorieën is een stuk minder dan vroeger, en het beste is om je voeding zoveel mogelijk te laten bestaan uit groenten, gezonde vetten en eiwitten. Dat betekent trouwens niet dat je koolhydraten volledig moet vermijden, maar zorg wel dat ze niet de meerderheid van je bord beslaan en ga voor complexe koolhydraten, niet voor lege.

Er is dat laatste duwtje om je shit uit te zoeken in de perimenopauze dat het werken met je cyclus je kan helpen bereiken; een gevoel van urgentie om het innerlijke werk te doen dat van je wordt verlangd, voordat je de overgang maakt naar de wijze jaren, waarin je onderdeel wordt van een groter bewustzijn.

De postmenopauze wordt geassocieerd met een verbetering van emotioneel welzijn. Ik vermoed dat dat komt omdat we ons zekerder voelen van onszelf en onze plek in de wereld, minder bezig zijn met anderen en ons vooral minder bezighouden met wat anderen van ons vinden of denken. Dankzij de babyboomers en het feit dat we veel langer leven dan vroeger, zijn er nu meer postmenopauzale vrouwen op aarde dan ooit tevoren; dat zijn een heleboel krachtige mensen en we hebben hun stem nodig op gezaghebbende posities.

Niet iedereen die menstrueert is een vrouw

Menstruaties kunnen sowieso al ongemakkelijk en pijnlijk zijn, maar als je trans, non-binair of interseksueel bent, kunnen ze de extra uitdaging van genderdysforie met zich meebrengen; het leed dat je ervaart als gevolg van het geslacht en het gender dat je bij geboorte is toegewezen. Model en trans man Kenny Jones zegt daarover: 'Menstruaties maken je hyperbewust van de delen van je lichaam die niet per se voelen alsof ze bij je horen. Het was alsof mijn lichaam tegen me zei: "O, hallo trouwens, je bent nog steeds een biologische vrouw." Ik kon me er echt paniekerig door voelen. Mijn lichaam leek te weten dat het op het punt stond iets door te maken wat ik niet leuk vond.'

Transgender personen zijn mensen van wie de genderidentiteit niet overeenkomt met het geslacht dat ze bij geboorte toegewezen kregen.

Non-binair is een term die mensen beschrijft van wie de genderidentiteit niet kan worden gedefinieerd als (altijd) man of (altijd) vrouw.

> Intersekse verwijst naar de ervaringen van mensen die geboren zijn met een reproductieve en/of seksuele anatomie die niet past bij de typische definities van vrouw of man.
>
> Cisgender verwijst naar mensen van wie de genderidentiteit overeenkomt met het toegewezen geboortegeslacht.

Er waart een aanname rond op socialmediaplatforms (meestal geuit door iemand die niet kan accepteren dat er mensen zijn die wel menstrueren, maar zich niet als vrouw identificeren) dat mensen die hun menstruatie niet willen, gewoon testosteron moeten nemen om die te stoppen. Zo eenvoudig is het helaas niet. Hoewel sommige mensen merken dat hun menstruatie snel stopt nadat ze testosteron (T) zijn gaan gebruiken, zal het niet voor iedereen zo werken. Cass Bliss, een non-binaire trans activist en artiest die zich uitspreekt over menstruatie, ook wel bekend als The Period Prince, wijst erop dat niet iedereen T wil gebruiken. En zelfs mensen die wel T willen gebruiken of dat al doen, hebben er misschien geen (of niet altijd) toegang toe, of ze kunnen het misschien niet betalen als het niet beschikbaar is via het gezondheidszorgsysteem of de zorgverzekering. Cass' ervaring met T en hoe het diens cyclus heeft beïnvloed ('die/diens' en 'hen/hun' zijn de voornaamwoorden van Cass) is tot dusver niet geweldig. Cass vertelde erover in een artikel in het blad *Seventeen*: 'Voordat ik met T begon, had ik een regelmatige, doorsnee cyclus die zo'n drie tot vijf dagen duurde, en met weinig klachten. Maar nadat ik een maand of drie, vier aan de hormonen was, werd mijn menstruatie extreem onregelmatig. Soms duurden de bloedingen wel tot twee weken en ik had last van de ergste krampen die ik ooit in mijn leven heb ervaren. In de zes maanden dat ik testosteron gebruikte ging het zo door en het is niet afgenomen sinds ik met hormonen ben gestopt vanwege financiële en verzekeringsproblemen.'

Mensen die T gebruiken en bij wie de menstruatie stopt, kunnen wel nog steeds de symptomen ervaren die bij menstruatie horen. Kenny begon op zijn zestiende met zijn medische transitie door hormoonblokkers te gebruiken, die – nadat een paar maanden lang het bloedverlies geleidelijk afnam – uiteindelijk zijn menstruatie stopten. Op zijn achttiende schakelde hij over naar T en na een tijdje kreeg hij last van pijn en spotting. Hij heeft niet meer gebloed sinds zijn negentiende, maar nu hij vierentwintig is ervaart hij nog steeds af en toe subtiele menstruatiesymptomen, zoals kramp, een opgeblazen gevoel en emotionele veranderingen.

Cass' website Bleeding While Trans bevat ongelooflijk veel nuttige recensies van menstruatieproducten en hoe die zich verhouden tot menstrueerders die zich niet als vrouw identificeren. Op de site benoemt Cass problemen

CH-CH-CH-CH-CHANGES

die zich voordoen bij het gebruik van bepaalde producten, hoe gendergericht sommige productverpakkingen zijn en in hoeverre bedrijven actief bezig zijn met ruimte maken voor alle mensen die menstrueren. Cass legt uit dat ondanks het feit dat producenten van period underwear soms een product in de markt zetten als 'boy shorts' en daarmee doen alsof zo'n onderbroek geschikt is voor alle genders, sommige van die shorts toch duidelijk ontworpen zijn voor cisvrouwen. Er wordt dan geen rekening gehouden met het feit dat de meeste trans menstrueerders niet willen dat hun billen onder hun onderbroek uit piepen. Er zijn ook bedrijven zoals Lunapads en Pyramid Seven die boxers verkopen die speciaal zijn ontworpen met de behoeften van trans menstrueerders in gedachten. Het taalgebruik en de foto's op hun websites weerspiegelen de genderinclusiviteit van deze merken.

Cass legt uit dat, hoewel het bezig zijn met en het aanraken van je geslachtsdelen wanneer je een tampon of menstruatiecup in wil brengen kan leiden tot verdere dysforie, de cup wel als voordeel heeft dat je 'm twaalf uur lang in kan houden, waardoor een bezoek aan een openbaar toilet veel veiliger voelt. 'Maar,' stelt Cass, 'het grootste nadeel van de cup ten opzichte van maandverband of tampons, is dat het direct contact vereist met je menstruatiebloed als je de cup erin schuift of eruit haalt. Ik prefereer het ongemak dat de cup met zich meebrengt boven de paniek die ik voelde als ik mijn tampon drie of vier keer op een dag in het mannentoilet moest vervangen.'

DE CYCLUS STRATEGIE

Zelfzorg tijdens je menstruatie is een must. Niet alleen wat betreft je fysieke en mentale gezondheid, maar ook als het gaat om je persoonlijke veiligheid. Het risico op fysiek geweld is zeer reëel voor iedereen die zich niet houdt aan het gender dat hun is toegewezen tijdens de geboorte. Dat risico stijgt als je menstrueert. In een publiek toilet waar MAN op de deur staat je tampon, maandverband of cup verwisselen kan terecht onveilig voelen, omdat iemand je zou kunnen outen. En als je borsten/borst snel opzwellen/opzwelt of gevoelig worden/wordt, kan het dragen van een *binder* onmogelijk zijn. Cass zegt daarover: 'Mijn borsten zwollen op, wat als trans persoon erg frustrerend kan zijn. Het werd zo erg dat ik geen binder kon dragen, en dat betekende weer dat mensen me vaker zouden aanzien voor het verkeerde gender (misgenderen).'

Je in je herfst en winter terugtrekken is voor jou misschien nog wel noodzakelijker dan voor cisvrouwen, en het bijhouden van je cyclus kan je helpen om op tijd momenten voor jezelf in te plannen. Als Kenny een paar dagen geen T gebruikt (op dit moment smeert hij elke dag een gel) merkt hij dat zijn lichaam signalen geeft dat er een menstruatie aan zit te komen. Het liefst neemt hij dan wat tijd voor zichzelf:

'Als ik een paar dagen T mis, merk ik dat ik steeds meer in mezelf keer en het liefst niet sociaal wil zijn. Ik weet dat ik een vrije dag nodig heb om te relaxen en niets te doen, dus als het kan gooi ik mijn planning om en volg ik zoveel mogelijk mijn gevoel. Het heeft geen zin om tegen mijn eigen lichaam te vechten, dat werkt averechts. Als ik zo in mezelf gekeerd ben, merk ik dat ik op m'n creatiefst ben. Vroeger haatte ik mijn menstruatie en ermee omgaan was een van de moeilijkste dingen die ik van mijn lichaam heb moeten accepteren. Maar dat soort dramatische ervaringen helpen je erachter te komen wie je bent, en nu heb ik er vrede mee. Hoe graag ik dat deel ook wilde wegstoppen, ik moest eerst meer over mijn lichaam leren, zodat ik beter voor mezelf kon zorgen. Hoe meer ik me ertegen verzette, hoe erger het werd. Accepteren dat ik ermee moest leren leven was de beste beslissing die ik ooit heb genomen.'

Cass wordt regelmatig benaderd door mensen die hun menstruatie niet willen en overwegen om in transitie te gaan zodat ze niet meer maandelijks bloeden. Cass waarschuwt hen niet alleen dat ze misschien niet het gewenste resultaat krijgen binnen het tijdsbestek dat ze zich voorstellen, maar zegt ook: 'Het feit dat een orgaan in jouw lichaam in staat is om af en toe het slijmvlies af te scheiden, zegt niets over wie je bent als persoon, of over hoe de wereld jou zou moeten zien. Je menstruatie bepaalt niet wie je bent.'

Sisters of the Moon

De maancyclus duurt 29,5 dagen – een opvallende overeenkomst met de zogenaamd gemiddelde menstruatiecyclus van 28 dagen. Op sociale media wordt veelvuldig gesproken over het synchroniseren van onze menstruatiecycli met de maan, maar uit onderzoek dat ons ter beschikking staat – in dit geval de analyse van 7,5 miljoen menstruatiecycli door de menstruatie-app Clue – zijn geen aanwijzingen voortgekomen dat er een verband bestaat tussen beide. Toch zijn er menstrueerders voor wie de ervaring van de menstruatiecyclus wordt versterkt door de fasen van de maancyclus, en voor hen is het tracken van beide cycli tegelijk zowel leerzaam als intens.

Werken met de maancyclus is vooral voordelig tijdens levensfases zonder menstruatie; in periodes dat je menstruatie uitblijft, als je hormonale anticonceptie gebruikt, bij zwangerschap, als je borstvoeding geeft en tijdens de perimenopauze, als je cycli minder frequent worden en tijdens de postmenopauze, als je menstruaties definitief zijn gestopt. De maancyclus is ook een geweldig hulpmiddel als je een hysterectomie hebt gehad of als je een trans vrouw bent die met een cyclus wil werken. Michaela, een postmenopauzale cliënt van mij, was opgelucht toen er eindelijk een eind kwam aan haar zware menstruaties, maar ze merkte dat ze zich verloren voelde zonder de houvast van haar menstruatiecyclus. Daarover zegt ze: 'Hoewel ik altijd verschrikkelijk zware menstruaties had die ik met liefde gedag heb gezegd, mis ik de houvast van een cyclus omdat ik in mijn winter altijd goed voor mezelf zorgde en ik wist hoe ik in de andere fases mijn sterke punten het best kon benutten. Toen mijn cyclus stopte, voelde ik me niet meer geaard, maar door de maancyclus te volgen heb ik mijn anker weer terug en kan ik weer een ritme ervaren. Het zorgt ervoor dat ik tijd neem voor een adempauze en aandacht besteed aan mijn energie, verlangens en behoeften.'

In elke fase van de maancyclus zijn er kwaliteiten en handelingen die overeenkomen met de seizoenen van de menstruatiecyclus. Kunstenaar, ontwerper en schrijver van de werkboeken *Many Moons* Sarah Gottesdiener legt uit:

'Tijdens de nieuwe maan stellen we onze doelen en voornemens; bij een wassende maan nemen we praktische stappen om daar te komen; tijdens volle maan vieren we, bekrachtigen we en streven we naar meer; bij een afnemende maan laten we los, werken we door blokkades heen en ontdoen we ons van wat ons niet langer vooruithelpt; en bij donkere maan sluiten we dingen af. Als de maan van nieuw naar vol gaat, ligt onze focus op groeien, bouwen en beschermen. Gaat de maan van vol naar donker, dan draait ons werk om vrijmaken en loslaten.'

DE CYCLUS STRATEGIE

Voor wie niet menstrueert en wil werken met de maan: dit is hoe de seizoenen van de menstruatiecyclus overeenkomen met de fases van de maancyclus:

- menstruatie / winter is de tijd van de nieuwe maan
- preovulatie / lente is tijdens een wassende maan
- ovulatie / zomer is de tijd van de volle maan
- premenstruatie / herfst is tijdens een afnemende maan
- en de donkere maan is als de leemte voor en aan het begin van de winter

Sarah was zo genereus me toe te staan haar woorden uit *Many Moons* te gebruiken om de fasen van de maancyclus hier te beschrijven:

Nieuwe maan (menstruatie, winter)
Dit is de periode vanaf het moment dat de maan niet te zien is en helemaal donker lijkt, tot de eerste glimp van een glimlach. Daar is de glimmende hint van mogelijkheden, die hoop aanwakkert en een nieuw begin markeert. Dit is een geweldige tijd om je intenties en wensen uit te spreken, nieuwe projecten te beginnen, sollicitatiegesprekken te voeren en nieuwe kansen te grijpen. Deze fase van de maancyclus is perfect om stappen te maken in je carrière,

voor creatieve ontdekkingstochten en voor liefde en romantiek. Plant nu de zaadjes van hoop, geloof en optimisme. Verzamel wat je nodig hebt, plan ontmoetingen, bedenk een strategie en breng je ideeën onder woorden.

Wassende maan (preovulatie, lente)
De maan blijft groeien en bereikt het eerste kwartier: precies de helft van wat zichtbaar is voor ons, wordt nu verlicht. Waar het tijdens nieuwe maan ging over het planten en voeden van hoop en optimisme, gaat het in de wassende periode over gas geven en je werk aan de wereld laten zien. Alles wat je nodig hebt, staat tot je beschikking, dus start met het bouwen van wat je om je heen wil zien, horen en aanraken. Deze periode is goed voor aantrekkingskracht, extra succes en vruchtbaarheid. Bouw structuren, verbeter je gewoontes en je netwerk en lanceer je nieuwe project in deze tijd.

Volle maan (ovulatie, zomer)
De maan is nu op haar volst en het complete zonverlichte deel van de maan is nu naar ons gericht, terwijl de schaduwzijde volledig aan ons zicht is onttrokken. Reik naar wat je wil, grijp de energie van de maan en laat die op je inwerken. Wees dankbaar en neem je instincten serieus. Visualiseer wat er zou gebeuren in je leven, als er helemaal niets mis kon

gaan; als alles wat je wenste nu voor je lag, klaar om gegrepen te worden. Kom samen met anderen als je daar op energetisch niveau aan toe bent. Organiseer een etentje of nodig je vrienden uit voor een knutselavond. Creëer een maancirkel waarin je allemaal je intenties met elkaar deelt en die gezamenlijk en versterkt het universum instuurt. De volle maan is een geweldige tijd om je te laven aan energie en je te verbinden met dat wat je in je leven wil en wenst.

Afnemende maan (premenstruatie, herfst)
De maan neemt af en reist van vol naar nieuw. Deze fase draait om het op orde krijgen van zaken die niet op orde zijn: papierwerk, doktersafspraken, kledingkasten. En om het creëren van ruimte voor nieuwe kansen, denkpatronen en voor positieve mensen en ervaringen die je vooruit zullen helpen. Maar eerst moet je zelf in beweging komen en ruimte maken voor dat wat nieuw is. Dit is hét moment om dat te doen. Energetisch gezien kun je je moe voelen, of somber. Herken en erken het belang van rust nemen. Rust uit, slaap veel, luister. Dit is een geweldige tijd om naar binnen te gaan en verbinding te maken met je intuïtie. Stel je intuïtie vragen en luister goed naar de antwoorden. Het is oké om afscheid te nemen en de brief te schrijven die je nooit zult verzenden. Oefen jezelf in vergiffenis; vergeef jezelf en anderen, maak het goed vanbinnen.

De afnemende maan moedigt je aan je los te maken van mensen, plekken en momenten in het verleden waar je aan vasthoudt. En om de deuren te sluiten naar dat wat jou niet langer dient.

Donkere maan (de uren en dagen voor en aan het begin van de winter)
Bij de donkere maan zijn de laatste glimpen van de afnemende maan verdwenen. Er is niets dan duisternis. Het zijn twee of drie dagen van leemte voordat de maan weer verschijnt. Dit is het moment om geconcentreerd bezig te zijn met rusten. Neem een lang bad, ga liggen en sluit je ogen. Focus op stil zijn en op meer slapen. De wereld staat ons niet vaak toe om prioriteit te geven aan rust. Maar op dit moment hebben we die rust meer dan ooit nodig. Kun je jezelf een of twee dagen toegewijde rust en ontspanning gunnen tijdens de donkere maan?

Door te werken met de fases van de maancyclus en door in overeenstemming met die fases te leven, kunnen nietmenstrueerders profiteren van de kaders die horen bij een cyclisch bestaan. Het grootste voordeel van cyclisch leven is vaak dat er tijd ingebouwd is voor rust en reflectie.

2

Treat yo self

Tijd om aan het werk te gaan en het te hebben over hoe je je cyclus nou echt op een rijtje krijgt. Er zijn heel veel dingen die je kunt doen om je menstruaties te verbeteren en je reproductieve gezondheid te ondersteunen. Zelf en met de hulp van een gekwalificeerde behandelaar, maar voor we bij hen aankomen wil ik duidelijk maken dat het bijhouden van je cyclus alleen al een fantastische vorm van selfcare is en dat je enorme verbeteringen zult zien enkel en alleen door je bewust te zijn van je cyclus en ermee samen te werken.

De wellnesswereld kan nogal verwarrend en overweldigend zijn. Er zijn veel tegenstrijdige onderzoeken, en trends komen en gaan, dus mijn doel voor de volgende hoofdstukken van het boek is om je de informatie te geven die je nodig hebt om zélf beslissingen te nemen over je gezondheid. Probeer dingen uit en kijk hoe je je erbij voelt; het is helemaal oké om alleen datgene uit dit deel te halen wat jou aanspreekt en om aan te kijken wat op dit moment voor jou werkt en wat niet. Over het doorvoeren van veranderingen heb ik de volgende tips:

DE CYCLUS STRATEGIE

- Voer één verandering per keer door en neem je tijd
  Je zenuwstelsel schrikt als je meerdere dingen tegelijkertijd uitprobeert. Dat kan zorgen voor een gestrest gevoel, terwijl we dat nou juist uit de weg willen gaan. Langzaam en geleidelijk veranderen is vaak duurzamer dan plotseling alles op de schop gooien.
- Begin door gedrag toe te voegen
  Mensen hebben de neiging om te focussen op dingen die ze moeten laten, maar ik vind het makkelijker om een verandering door te voeren door in plaats van ergens vanaf proberen te komen, iets toe te voegen aan mijn gedrag. Als je de smaak eenmaal te pakken hebt en de voordelen voelt, kun je gaan werken aan iets waar je in wil minderen of waar je helemaal vanaf wil.
- Begin klein door dingen op te delen in stukjes
  Een groot langetermijndoel kan overweldigend voelen. Door het op te delen in kleinere doelen voelt het in z'n geheel als haalbaarder. Beginnende hardlopers starten niet met het trainen voor een marathon door 42,195 kilometer te rennen. Ze beginnen met een 'van de bank naar 10 kilometer'-schema. Hoe kun je eenzelfde aanpak gebruiken om jouw doelen te behalen?
- Maak een planning die je vol kunt houden
  Als het aankomt op het maken van een succesvolle

verandering, zit het 'm echt in de details. Dus pak pen en papier en maak een planning waar je gemotiveerd van raakt en waar je het gevoel van krijgt dat je voorbereid bent. Wat wil je veranderen? Wat zijn de positieve uitkomsten als het je lukt je planning vol te houden? Wat zijn de negatieve uitkomsten als je niets verandert? Op welke moment van de dag gaat je voornemen plaatsvinden? Wat zou ervoor kunnen zorgen dat het niet lukt om je doel te behalen en wat moet je op orde krijgen om dit te voorkomen? Hang je planning ergens in het zicht op, zodat het je blijft inspireren.

- Betrek een buddy bij je plan
  Door je plannen te delen met een vriend, collega of een familielid, heb je iemand aan wie je verantwoording af moet leggen. Je bent dan meer geneigd om door te zetten en wie weet – nog beter – doet je buddy met je mee.
- Vraag om support
  Je hoeft het niet alleen te doen. Er is een heel scala aan supportgroepen (je zou er zelfs zelf eentje kunnen opstarten) en mensen die dicht bij je staan zijn vaak bereid om te helpen als je laat weten wat er speelt en hun hulp accepteert. Gekwalificeerde professionals kunnen je helpen op de juiste manier te beginnen en ze hebben technieken om je inspanningen naar een hoger niveau te brengen. Als werken met een professional niet binnen

je budget past, neem dan een kijkje bij scholen en universiteiten in de buurt. Sommige hebben studentenpraktijken waar studenten klinische ervaring opdoen onder supervisie van hun docenten. Studentenpraktijken zijn aanzienlijk goedkoper.

- Wees als Jerry

Consistentie in onze dagelijkse handelingen leidt tot succes. Mijn favoriete hulpmiddel om dit voor elkaar te krijgen is een methode die comedian Jerry Seinfeld gebruikt om zichzelf gemotiveerd te houden om elke dag grappen te schrijven. Het werkt zo: koop een kalender die je aan de muur kan hangen waarop je alle dagen van het jaar op één pagina ziet staan. Hang de kalender ergens waar je er elke dag weer naar moet kijken. Elke dag dat je datgene doet wat je wilde doen – je ontbijt niet overslaan, 1,5 kilometer wandelen, een voedingssupplement slikken – zet je met een rode stift een grote X door de dag. Na een paar dagen ontstaat er een ketting van rode kruizen en hoe langer die wordt, hoe beter dat voelt en hoe moeilijker het is om de ketting te doorbreken. En daar zit het 'm nou juist in: doorbreek de ketting niet.

3

Selfcare

*Voor mezelf zorgen is geen zelfverwennerij,
het is zelfbehoud, en dat is een daad
van politieke oorlogsvoering.*

– Audre Lorde

Selfcare is tegenwoordig een beladen term, of moet ik zeggen: hashtag. De grens tussen verwennerij en selfcare is vervaagd en betwist, maar wat je in dit hoofdstuk zult vinden is selfcare op basisniveau:

- Gehydrateerd blijven.
- Goed eten, en daarmee bedoel ik niet alleen wat je eet, maar ook hoe je eet.
- Je spijsvertering optimaliseren.
- Een goede nachtrust krijgen.
- Het vermijden van hormoonverstoorders in je voeding en omgeving.

No guts, no glory

Als ik een nieuwe cliënt ontmoet en we langs alle problemen rondom de reproductieve gezondheid gaan waarmee diegene kampt, is een van de dingen waar ik meteen in duik de staat van de darmen. Want, zoals je straks zult lezen, een gezonde spijsvertering zorgt voor een gelukkig leven. Maar het is een link onderwerp, omdat niet iedereen erover wil praten. Als ik aan een cliënt vraag hoe diens spijsvertering is, is het meest voorkomende antwoord 'Prima.' met interpunctie die suggereert dat het het einde van de zin en het onderwerp is. Maar we zullen het erover moeten hebben, want zonder een optimale spijsvertering zul je worstelen met het bereiken van hormonale gezondheid, ongeacht wat je eet.

Als je darmen in optimale staat zijn nemen ze de voedingsstoffen die in je eten zitten op en gebruiken ze die stoffen. Je hebt een sterk immuunsysteem en ontgift en elimineert je afval met gemak. Als je darmen niet zo lekker gaan kan dat zorgen voor een verstoorde spijsvertering. Denk daarbij aan constipatie, waterige ontlasting, een opgeblazen gevoel en winderigheid. Maar klachten rondom je spijsvertering zijn nog maar het begin. Als je spijsvertering overhoopligt kan dat ook zorgen voor hormonale disbalans, huidaandoeningen, terugkerende infecties, depressie en andere mentale aandoeningen.

Traditionele diëten zoals het mediterrane en Japanse worden gelinkt aan lagere depressiecijfers in vergelijking met het gemiddelde westerse dieet, dat vaak meer calorieën bevat, maar minder voedingsstoffen. Er zijn een paar redenen waarom er zo'n sterk verband tussen depressie en dieet bestaat. Laten we het eerst over serotonine hebben; serotonine is een fantastisch molecuul in je lichaam waar je misschien weleens van gehoord hebt. Het functioneert als neurotransmitter en als hormoon. Het is betrokken bij zo ongeveer elk soort gedrag, zoals eetlust, slaap en humeur. Er is een link tussen lage serotoninewaardes en depressie en obesitas, en selectieve serotonineheropnameremmers (SSRI's) worden regelmatig voorgeschreven bij depressie. Hier wordt het interessant; 95 procent van serotonine wordt geproduceerd in de cellen van je spijsverteringskanaal, dus als je lekker in je vel wil zitten en een gezond gewicht wil bewaren, is het van essentieel belang dat je je dieet en spijsvertering verbetert. Depressie kan ook te wijten zijn aan een chronische ontsteking in het lichaam. Er zijn allerlei redenen waarom mensen aan een depressie lijden, waaronder traumatische gebeurtenissen. Maar men denkt dat minstens 30 procent van alle depressies gekenmerkt wordt door een verhoogde aanwezigheid van C-reactief proteïne en cytokines – indicatoren van ontstekingen die voorkomen in de bloedbanen van mensen die depressief zijn, maar verder gezond. Drie keer raden waar deze ontsteking begint. Yep, in de darmen.

Generatie O(ntsteking)

Een ontsteking in het lichaam is in sommige gevallen iets goeds. Bijvoorbeeld als we gewond zijn of in contact zijn gekomen met een besmettelijke ziekte. Je lichaam dealt dag in, dag uit met deze potentiële bedreigingen en wanneer het een gevaar detecteert wordt er een ontstekingsreactie in gang gezet die voor een verhoging in temperatuur, roodheid, zwellen en pijn zorgt. Het zijn allemaal manieren waarop het immuunsysteem de effecten van de schadelijke stoffen en ziekteverwekkers die hun weg hebben weten te vinden in het lichaam wil limiteren. Maar we willen niet dat ontstekingen zich vestigen in het lichaam, omdat een aanhoudende lichte ontsteking kan zorgen voor voedselallergie, eczeem, brain fog, gewichtstoename, vermoeidheid, depressie, een angstig en paniekerig gevoel, slapeloosheid, migraine en fibromyalgie (een chronische aandoening die zich kenmerkt door pijn door het hele lichaam, een verhoogde pijnreactie en intense vermoeidheid). Als je menstruatiepijn hebt, PMS, PCOS, vleesbomen, endometriose, adenomyose en gevoelige borsten of cysten is het ook belangrijk om ontstekingen aan te pakken.

Een slechte nachtrust kan ontstekingen veroorzaken, net als een dieet dat vol eten en drinken zit dat ontstekingen juist bevordert. Suiker, alcohol, bewerkt eten en beige eten zoals pasta en brood kunnen allemaal ontstekingen veroorzaken. En hoewel supplementen zoals probiotica, kurkuma, resveratrol, omega 3-vetzuren, liposomaal glutathion, N-acetylcysteïne en bioflavonoïden zoals groene thee en druivenpitextract allemaal kunnen helpen om ontstekingen te doen afnemen, heeft het geen zin om ze in te nemen als je niet datgene binnen je dieet aanpakt wat de ontsteking in de eerste plaats veroorzaakt. Een antiontstekingsdieet dat veelvoorkomende boosdoeners vermijdt zal veel mensen helpen, maar als je geen half werk wil doen, en vooral als je vermoedt dat je voedselallergieën en overgevoeligheden hebt, overweeg dan een eliminatiedieet.

Elimineren kun je leren

Geen enkele voedselovergevoeligheidstest is zo accuraat als een eliminatiedieet. Het is een betaalbare manier om voedselovergevoeligheid vast te stellen en het brengt je in contact met je lichaam – iets wat een dure bloedtest niet zal doen. Toegegeven, het is nogal een uitdaging en het vereist toewijding. Het is dus de moeite waard om het ruim van tevoren te plannen: denk je maaltijden uit en bereid ze van tevoren en begin natuurlijk op het ideale moment in je menstruatiecyclus: in je lente.

Ik raad aan om het Paleo Auto-Immuun Protocol te volgen. In de eerste fase elimineer je voeding die het vaakst problemen veroorzaakt, zoals granen, zuivel, suiker, alcohol, noten, zaden en groenten uit de nachtschadefamilie (aubergine, tomaat, paprika en witte aardappels). Om grondig te werk te gaan zul je deze producten op z'n minst drie weken lang moeten laten staan, voor je doorgaat naar de tweede fase, waarin je ze stuk voor stuk weer introduceert. Tijdens het herintroduceren eet je elke dag één van de producten vier dagen achter elkaar in zo'n drie porties per dag, of minder als ze voor een heftige reactie zorgen. Vervolgens elimineer je het product weer en kijk je of je reactie verdwijnt voor je overstapt op het volgende voedingsmiddel. Met deze aanpak heb je drie weken een beperkt voedingspatroon, maar ongeveer drie maanden van voorzichtig eten in totaal. Voorzichtig herintroduceren geeft je de mogelijkheid om bij te houden hoe je reageert na het opnieuw eten van deze voedingsmiddelen en als ze voor een negatieve reactie zorgen zoals pijn, hoofdpijn, spijsverteringsproblemen, huidproblemen, een verstopte neus, vermoeidheid, brain fog, gewichtstoename of stemmingswisselingen, weet je welke producten je op meer permanente basis moet laten staan. Het valt niet mee om te beginnen, maar het is fascinerend. Ik heb het voor elkaar gekregen om het een keer te doen en als iemand die gewend was één of twee keer per jaar last van hoofdpijn te hebben, was ik verbaasd door de hoofdpijn die ik kreeg toen ik weer begon met het eten van zuivel, om nog maar te zwijgen van de niesbuien en de overvloed aan snot die uit mijn neus kwam. Voordat ik zuivel elimineerde, was ik me nauwelijks bewust van het effect dat het op me had. Gezien voedselovergevoeligheid door de jaren heen kan veranderen, raad ik aan om het protocol eens in de zoveel tijd te volgen. Ik zou het protocol ook zeker willen adviseren als je een aandoening hebt zoals endometriose, interstitiële cystitis, pijn in je bekken en pijn aan de vulva (vulvodynie). Als je een geschiedenis hebt met een verstoord eetpatroon raad ik het echter af, omdat het restrictieve element ervan je zou kunnen triggeren. Als je het lekkendedarmsyndroom hebt, vraag jezelf dan af of een eliminatiedieet een deprimerende aangelegenheid voor jou is als je ontdekt dat je slecht reageert op veel verschillende soorten eten, of dat je het juist als *empowering* ervaart om bezig te zijn met het genezen van je darmen.

Lekkende darm

Het oppervlakte van je darmslijmvlies is gigantisch; het heeft de grootte van een tennisveld en het is zeer doordringbaar, waardoor je een enorm vermogen hebt om voedingsstoffen op te nemen. Je darmslijmvlies heeft ook de taak je te beschermen tegen verontreinigers en ziekteverwekkers. Een manier waarop je darmslijmvlies dat doet is door te onderscheiden of een substantie een vriend is of een vijand, nog voordat het de substantie toelaat om de darmwand te penetreren en de bloedbaan in te komen. Er zitten zeer smalle kanalen tussen de darmcellen om dit voor elkaar te krijgen; het is een beetje als een streng bewaakte smalle deur bij een nachtclub – iedereen die buiten staat wil naar binnen, maar de mensen bij de deur bepalen wie erin komt en wie niet. Stress, infecties, gifstoffen en leeftijd kunnen de smalle kanalen die je darmwand vormen kapotmaken, wat voor een aandoening zorgt die lekkendedarmsyndroom wordt genoemd. Als je lekkendedarmsyndroom hebt, doordringen onverteerd voedsel, bacteriën en gifstoffen de darmwand en komt dit alles vervolgens in de bloedbaan terecht. Dit triggert het immuunsysteem en veroorzaakt ontstekingen. Het is alsof de beveiligers verslappen en de deur wijd open laten staan en iemand dan ook nog eens de nooduitgang openzet. Voor je het weet staat de club vol onruststokers. Bij sommige mensen kan voeding die ontstekingsbevorderend werkt – zoals gluten en zuivel – tot een lekkende darm leiden, maar andere potentiële oorzaken zijn transvetten die je terugvindt in gefrituurd eten, suiker en kunstmatige zoetstoffen, alcohol, geraffineerde oliën zoals koolzaad-, mais-, en zonnebloemolie en margarine, emotionele en/of lichamelijke stress (waaronder ook intensief sporten en uitdroging vallen), niet voldoende kauwen, een overgroei aan candida, een aandoening aan de dunne darm waarbij er een overgroei is aan bacteriën (die *small intestinal bacterial overgrowth* heet, ook wel SIBO) die kan zorgen voor prikkelbaredarmsyndroom, darmparasieten, blootstelling aan milieutoxines zoals pesticiden en BPA, en het gebruik van medicatie zoals ibuprofen en antibiotica. Signalen en symptomen die bij een lekkende darm horen zijn:

- Problemen met de spijsvertering, zoals een opgeblazen buik, gas, diarree, prikkelbaredarmsyndroom (PDS), ziektes waarbij chronische darmontstekingen ontstaan (de ziekte van Crohn, colitis ulcerosa).
- Voedselallergieën of intoleranties.
- Mentale gezondheidsproblemen zoals depressie, angst, ADD of ADHD.
- Hormonale disbalans zoals PMS en PCOS.
- Seizoensgebonden allergieën of astma.

- Huidklachten zoals acne of eczeem.
- Diagnose van een auto-immuunziekte.
- Diagnose van een overgroei aan candida.
- Diagnose van chronische vermoeidheid of fibromyalgie.

Een eliminatiedieet volgen waarbij je voedsel uit je dieet schrapt dat erom bekendstaat een lekkende darm te veroorzaken, geeft je spijsverteringssysteem de tijd om te genezen. Het is een goede manier om te onderzoeken of je gevoelig bent voor bepaalde soorten voedsel, zelfs als je geen verontrustende symptomen hebt, en de meesten van ons zullen er op enige manier baat bij hebben om een antiontstekingsdieet te volgen. Maar er is nog één dieetgerelateerde intolerantie waar je van zou moeten weten en dat is histamine-intolerantie.

Histamine-intolerantie
Je hebt vast weleens gehoord van histamine – het is de chemische stof die aangemaakt wordt als je allergisch bent en het zorgt voor een acute ontstekingsreactie. Het nemen van antihistaminemedicatie zoals cetirizine biedt verlichting, omdat het de ontstekingsreactie die veroorzaakt wordt door histamine vermindert door de werking van histamine af te remmen. Maar als je lichaam histamine niet goed afbreekt, kun je een aandoening ontwikkelen die histamine-intolerantie heet. Het eten van histaminerijke voeding of voeding waardoor histamine wordt

aangemaakt, resulteert dan in een vervelend zooitje aan symptomen, zoals:

- Hoofdpijn en migraine
- Verstopte neus en niezen
- Blozen en zweten
- Moeite met ademhalen
- Duizeligheid
- Angst
- Slapeloosheid
- Brain fog
- Hoge bloeddruk
- Kramp in de onderbuik
- Misselijkheid en overgeven
- Vermoeidheid
- Opzwelling
- Gevoelige borsten
- Menstruatiepijn

Het is een lastige aandoening om te herkennen, omdat de symptomen gevarieerd zijn en niet veel mensen de aandoening kennen. Ik had tien jaar lang symptomen die bij histamine-intolerantie kunnen passen voor ik van het bestaan hoorde en het kwartje eindelijk viel – en ik werk nog wel binnen het veld en heb heel wat behandelaars bezocht in die tijd. Het is ook een frustrerende aandoening omdat, zoals je zo zult zien, er heel veel eten en drinken is dat gezond voor je zou moeten zijn, maar ondertussen voor symptomen zorgt. Ontzettend frustrerend als je veel geld en moeite steekt in het verbeteren van je dieet.

Onderstaande soorten histaminerijk voedsel kunnen voor een reactie zorgen:

- Gefermenteerde voeding en drank zoals wijn, champagne, bier, kombucha (een gefermenteerde thee waar een lichte bubbel in zit), kefir (een gefermenteerde drank die traditioneel gemaakt wordt met melk en eenzelfde soort consistentie heeft als drinkyoghurt), zuurkool, zuurdesem, zure room, karnemelk, yoghurt, sojasaus.
- Bouillon die is getrokken van botten.
- Azijn (appelciderazijn, wijnazijn, augurken, mayonaise).
- Vleeswaren (spek, pepperoni, salami, ham).
- Gedroogd fruit (abrikozen, vijgen, pruimen, rozijnen).
- De meeste citrusvruchten.
- Sommige groenten (aubergine, avocado, spinazie).
- Sommige noten (cashewnoten, walnoten).
- Gerookte vis en sommige andere soorten vis (makreel, tonijn, sardientjes, ansjovis).
- Gerijpte kaas.

Voedsel dat histamine afgeeft:

- Alcohol
- Bananen
- Chocola
- Koemelk
- Papaja
- Ananas
- Schelpdieren
- Aardbeien
- Tomaten

Hoge levels histamine kunnen worden veroorzaakt door allergieën, SIBO, lekkendedarmsyndroom en een tekort aan een enzym dat diamineoxidase (DAO) heet. Dat enzym helpt om histamine af te breken. Een lage hoeveelheid DAO kan worden veroorzaakt door glutenintolerantie, lekkendedarmsyndroom, SIBO, de ziekte van Crohn, chronische inflammatoire darmziekte (*inflammatory bowel disease*, ook wel IBD) en sommige vormen van medicatie zoals NSAID's (pijnstillers zoals ibuprofen, diclofenac en naproxen), antidepressiva en antihistaminica. En alcohol, energiedrankjes en zwarte en groene thee kunnen de werking van DAO allemaal blokkeren, waardoor het moeilijker voor je lichaam is om histamine af te breken.

Oestrogeen stimuleert de productie van histamine en onderdrukt de werking van DAO, wat betekent dat de symptomen van histamine-intolerantie vaak erger worden op momenten in je cyclus waarop je oestrogeenniveau hoog is in vergelijking met je progesteronniveau; tijdens de ovulatie en net voor de menstruatie. Het helpt ook niet mee dat histamine de productie van oestrogeen stimuleert, wat weer resulteert in meer histamineproductie – een ware vicieuze cirkel.

Je kunt jezelf testen op histamine-intolerantie door een eliminatiedieet te volgen dat het eten en drinken dat hierboven genoemd is als eerste buitensluit. Na de eliminatieperiode kun je de producten herintroduceren om te kijken hoe je erop reageert.

Je dokter kan ook een bloedtest doen om je histaminelevels en DAO in kaart te brengen. Let dan wel op dat zo'n test alleen gedaan zou moeten worden wanneer je histaminerijk hebt gegeten en producten hebt gegeten die histamine produceren, niet nadat je ze uit je dieet hebt geschrapt.

Naast het vermijden van voeding die triggerend werkt, kun je supplementen slikken om histamine-intolerantie te behandelen: magnesium, vitamine B6, SAMe, quercetine en DAO. Omdat progesteron de productie van DAO stimuleert, is het ook belangrijk om je reguliere ovulatie te ondersteunen. Vaak nemen symptomen na de ovulatie af, omdat de hoeveelheid progesteron dan toeneemt. Door de hoge hoeveelheid progesteron die wordt aangemaakt tijdens de zwangerschap, wat dus de productie van DAO stimuleert, worden symptomen vaak beter of verdwijnen ze compleet tijdens de zwangerschap en komen ze erna weer tevoorschijn.

Als je eenmaal hebt achterhaald welke voedingsmiddelen geen goede match met je zijn, kun je aan het werk met het herstellen van je darmstelsel en het opnieuw in balans brengen van je microbioom – de behulpzame micro-organismen in je lichaam.

Maar tien procent mens

Je herbergt een enorme reeks aan bacteriën, schimmels, virussen en andere microben. Er wonen meer dan 100 biljoen micro-organismen in en op je lichaam, dat zijn er maar liefst tien keer zoveel als het aantal cellen waaruit je bestaat. Het klinkt misschien alsof het een leger is waar je het gevecht mee aan moet gaan, een leger dat je moet vernietigen, maar jouw specifieke populatie van microben – jouw microbioom – is ontzettend nuttig voor je. Niet alleen vormt het het grootste deel van je immuunsysteem, 99 procent van de metabole functies in het lichaam wordt uitgevoerd door bacterieel DNA en je microbioom heeft z'n eigen endocriene systeem – het produceert en scheidt elk hormoon in je lichaam uit, en het reageert op hormonen die geproduceerd worden door je eigen cellen en reguleert ze. Er is zelfs een groep bacteriën in je darm die het oestroboloom genoemd wordt en wanneer het oestroboloom uit balans is absorbeert je lichaam oestrogeen opnieuw terwijl het eigenlijk bedoeld was om uitgescheiden te worden via je darm en poep, en eindigt het in plaats daarvan weer in je bloedbaan, wat leidt tot oestrogeendominantie (zie pagina 135).

Het is ondertussen wel duidelijk dat als je microbioom van het padje is, dat voor doem en verderf in je lichaam zorgt. Blootstelling aan antibiotica toen je geboren werd of gedurende een ander moment in je leven, geboren zijn via een keizersnee, geen borstvoeding hebben gehad, bewerkte voedingsmiddelen eten en een gebrek aan diversiteit in je dieet hebben allemaal een negatieve invloed op de gezondheid van je microbioom en hoe divers het is, en hoe diverser, hoe beter.

Het microbioom vanaf de start op orde hebben

Als je zwanger bent, denk er dan alsjeblieft over na hoe je kunt helpen om het microbioom van je kind een goede start te geven. De gezondheid van je vaginale microbioom tijdens de zwangerschap en wat er gebeurt tijdens de bevalling, de geboorte en direct daarna, hebben een blijvende invloed op het microbioom van je baby. Er zijn veel verschillende manieren om het microbioom van je kind te ondersteunen, zelfs als de geboorte via een keizersnede verloopt en je ervoor kiest om flesvoeding te geven:

- Gebruik voor en tijdens de zwangerschap geen antibacteriële douchegel en handreinigingsmiddelen, vermijd onnodige antibiotica, verbeter je spijsverteringssysteem en eet zoete aardappel en pompoen (en gefermenteerd voedsel, als je daar tegen kunt).

- Vermijd antibiotica tijdens je bevalling. Omdat je baby ook een kleine dosis ontvangt vergroot dit mogelijk de kans op een disfunctionerend darmmicrobioom bij kinderen. Veel vrouwen krijgen 12 tot 24 uur nadat hun vliezen breken (het 'langdurig' breken van membranen) uit voorzorg antibiotica toegediend. Of als ze een ruggenprik krijgen en koorts krijgen, wat een teken kan zijn van infectie en dus het gebruik van antibiotica zou rechtvaardigen. Maar alleen al het krijgen van een ruggenprik kan een reden zijn voor een stijging in lichaamstemperatuur. Gelukkig zijn sommige gynaecologen verstandig genoeg om meer dan twee klinische indicatoren van een infectie te willen hebben voor ze antibiotica toedienen.

- Een vaginale geboorte is wenselijker dan een geboorte via een keizersnee, omdat je baby in contact komt met je vaginale en fecale bacteriën als het via het geboortekanaal uit de vagina komt. Dit levert ontzettend veel voordelen op, omdat deze bacteriën je baby's darm zullen bevolken. Dat is een stuk beter dan wanneer dat de bacteriën uit een ziekenhuisomgeving zouden zijn. Het perineum schoonmaken of, god verhoede, er antibacteriële producten op aanbrengen, kan deze cruciale blootstelling verstoren.

SELFCARE

- Als je baby via een keizersnee ter wereld komt, zijn er alsnog manieren waarop je zijn of haar microbioom kunt beschermen en 'bezaaien':
  ◊ Vertel je verloskundige dat je alleen toestemming geeft voor het toedienen van antibiotica nadat je baby is geboren. Hoewel een keizersnee een operatie is waar het gebruik van antibiotica absoluut noodzakelijk is om infecties te voorkomen, is er geen reden waarom ze het niet direct nadat je baby eruit is gekomen zouden kunnen geven, zodat de baby er niet aan blootgesteld wordt.
  ◊ Gebruik een vaginaal uitstrijkje om je baby's microbioom te 'bezaaien'. Dit doe je door een stukje steriel gaas te laten weken in een steriele zoutoplossing, het als een accordeon op te vouwen in de vorm van een tampon en in te brengen in je vagina. Laat het gaasje een uur lang zitten, verwijder het net voor de operatie en bewaar het in een steriel bakje. Net nadat je kindje geboren is, moet de verloskundige die voor je baby zorgt het uitstrijkje aanbrengen op de baby's mond, en daarna het gezicht en de rest van het lichaam, zodat het kindje met een laagje van je bacteriën bedekt wordt. Uit de ervaring die ik opdeed bij

honderden geboortes weet ik dat de meeste keizersnedes tijdens de bevalling niet zulke spoedgevallen zijn dat er niet genoeg tijd is om dit te doen voor je de planken op moet. Krijg je nou wel een echte spoedkeizersnede, dan zou je dit proces ook nog achteraf kunnen uitvoeren.

- Baby's die thuis worden geboren en alleen maar borstvoeding krijgen hebben het meest gunstige darmmicrobioom. Als je, om welke reden dan ook, geen borstvoeding geeft, overweeg dan om je baby probiotica te geven waar Bifidobacterium infantis in zit, een belangrijke bacterie die aanwezig is in borstvoeding en die het darmmicrobioom van baby's die borstvoeding krijgen domineert, maar die dankzij generaties van flesvoeding, keizersnedes en het gebruik van antibiotica duidelijk afgenomen is. Het is het waard om het aan je baby te geven, zelfs als je borstvoeding geeft, omdat mensen in ontwikkelende landen aanzienlijk minder B. infantis hebben dan mensen in ontwikkelingslanden, en het wordt doorgegeven van generatie op generatie. Dat betekent dat als jij geen borstvoeding hebt gekregen en de erfelijkheidsketting doorbroken is, je het zelf ook niet hebt gekregen en je het dus ook niet door kunt geven aan je kind.

- Na de geboorte blijft je baby's microbioom zich nestelen, dus veel huid-op-huidcontact en samen bloot zijn is goed (en het is ook een goede manier om mensen uit de buurt te houden waar je geen zin in hebt). Net zoals je baby niet wassen. Serieus, ze hoeven niet schoongemaakt te worden. Wacht op z'n minst een week voor je je baby voor het eerst wast en als je het doet, gebruik dan niets anders dan ouderwets simpel maar fantastisch water.
- Laat je kinderen aarde eten – iets waarvan het lijkt alsof ze genetisch geprogrammeerd zijn om het te doen. In het verleden schrobden we onze groenten niet zo nauwkeurig schoon. We zouden juist hebben geprofiteerd van de beestjes die ze bedekten. Tegenwoordig eten we geen 'vies' eten meer en worden we ook niet meer zo vies zoals we voorheen gewend waren. Er zitten meer micro-organismen in een theelepel aarde dan er mensen zijn op de planeet, dus laat je kind er wat van eten.

Het goede nieuws is dat je microbioom zich snel aanpast aan veranderingen in je lifestyle. Soms al binnen vier dagen. Dus als je jouw microbioom wil verbeteren, doe dan het volgende:

- Eet een grote verscheidenheid aan verschillende soorten onbewerkt eten.
- Maak gefermenteerd eten zoals zuurkool en kimchi en eet er elke dag een eetlepel van (tenzij je histamine-intolerant bent).
- Zorg dat je meer voeding binnenkrijgt die rijk is aan prebiotica: soorten voedingsvezels zoals in zoete aardappel, wortels en pompoen, die de goede bacteriën in je darmen voeden.

Antibiotica

Antibiotica kunnen levens redden, maar worden te veel gebruikt. Antibioticaresistentie is een zeer reële zorg. Een enkele antibioticakuur heeft al de mogelijkheid om een compleet soort darmbacteriën te vernietigen, en antimicrobiële producten zoals desinfecterende handgel verstoren niet alleen je hormonen, ze zijn ook gelinkt aan vruchtbaarheidsproblemen en werken bovendien een resistentie tegen antibiotica in de hand. Het is veel beter om je handen te wassen met zeep en water of om je behoefte om overdreven schoon te zijn los te laten (tenzij je natuurlijk werkt in een sector waar hygiëne van groot belang is), want 95 procent van de bacteriën is onschadelijk voor mensen en veel bacteriën zijn behulpzaam. Wees je ervan bewust dat vee op regelmatige basis antibiotica krijgt toegediend om infecties te voorkomen die de dieren zouden kunnen krijgen door de erbarmelijke 'levens'omstandigheden waarin ze gehouden worden. Probeer dus waar mogelijk biologisch vlees te kopen of koop het ergens waar ze duidelijk zijn over de herkomst van het vlees.

Een dieet dat bestaat uit bewerkt voedsel dat vol zit met suiker en alcohol en waarin voedingsvezels ontbreken, verstoort het microbioom in je darmen. Een dieet dat grotendeels bestaat uit groenten en vezels helpt je darmflora om te floreren. Probiotica voeden je darmbacteriën, helpen bij gewichtsverlies en remmen ontstekingen af. Een tekort aan slaap en stress zijn beide schadelijk voor je microbioom, maar gefermenteerd eten zoals zuurdesembrood, zuurkool en kimchi, en gefermenteerde dranken zoals kefir en kombucha (die ook makkelijk thuis te maken zijn, zie Meer info) helpen de groei van behulpzame bacteriën – al kunnen ze wel symptomen opwekken als je intolerant bent voor histamine.

Als je niet anders kunt dan antibiotica nemen, doe dat dan, maar zorg dat je je darmbacteriën erna weer helpt om in balans te komen. Antibiotica worden vaak voorgeschreven bij blaasontstekingen, maar dit is niet aan te raden aangezien de meest voorkomende risicofactor bij het ontwikkelen van terugkerende blaasontstekingen het gebruik van breedspectrumantibiotica is, iets wat vaak wordt voorgeschreven om infecties zoals terugkerende blaasontstekingen te behandelen. Maar er zijn een aantal simpele remedies die je gewoon in je keukenkastje kunt bewaren om een blaasontsteking te behandelen:

- Zelfgemaakt gerstewater met citroen drinken vermindert de symptomen aanzienlijk binnen 24 uur en doet ze niet lang daarna compleet verdwijnen. Maak het door 150 gram parelgort te wassen tot het water helder is. Doe de gewassen parelgort in een pan en voeg de schil van twee citroenen, een eetlepel geraspte gember en anderhalve liter water toe. Breng aan de kook en laat vervolgens tien minuten zachtjes sudderen. Haal van het vuur, zeef terwijl je de vloeistof opvangt en voeg het sap van de twee citroenen toe (en eventueel vier eetlepels honing). Laat het afkoelen en drink het water gedurende de dag op kamertemperatuur.
- D-mannose, het actieve ingrediënt in cranberry's en andere soorten fruit zoals appels, perziken, sinaasappels en blauwe bessen, kan worden ingenomen als supplement en is beter dan cranberrysap dat je in de winkel koopt. Daar zit namelijk veel suiker in, wat de blaasontsteking verergert.
- Als je terugkerende blaasontstekingen hebt, ga dan na hoe het ervoor staat met de gezondheid van je microbioom. Vooral als je antibiotica hebt ingenomen die niet alleen de slechte bacteriën, maar ook de goede hebben gedood. Je blaas heeft een eigen groep micro-organismen, maar alsnog is het belangrijk om je darmmi-

crobioom ook aan te pakken als het aankomt op een locatiespecifieke groep in je microbioom zoals in de blaas. Je darmmicrobioom fungeert namelijk als centrale aanvoerder.

SIBO: als bacteriën losgaan

Je bacteriën zijn fantastisch, ze maken integraal onderdeel van je uit, maar ze moeten wel op de juiste plek blijven. De meeste bacteriën zouden rond moeten hangen in je dikke darm, maar als ze naar boven vertrekken, richting je dunne darm, of als er te veel bacteriën in je dunne darm zitten, dan beginnen ze zich te voeden met onverteerd eten dat door je dunne darm trekt en veroorzaken ze een aandoening die SIBO heet (*small intestinal bacterial overgrowth*). Oorzaken van SIBO zijn:

- De aanwezigheid van een infectie.
- Een trage schildklier.
- Fysieke versperringen, zoals littekenweefsel dat ontstaan is bij operaties of door de ziekte van Crohn.
- Schade aan de zenuwen en spieren in de darm.
- Het gebruik van antibiotica en steroïden.
- Een afname in de hoeveelheid maagzuur door veroudering, de aanwezigheid van een bacterie genaamd Helicobacter pylori in de maag, de verdunning ervan door te veel te drinken tijdens maaltijden, en het gebruik van maag-

zuurremmers zoals antacida (Rennie®), histaminereceptorblokkers die het risico op SIBO tot 17 procent verhogen, en protonpompremmers zoals lansoprazol, omeprazol en esomeprazol, die de kans op SIBO verhogen met 53 procent.

- Sommige experts denken dat er een link is tussen het gebruik van orale anticonceptie en het hebben van SIBO (*fingers crossed* dat hier onderzoek naar gedaan wordt).
- Een dieet vol suiker, koolhydraten en drank – hun favoriete maaltje! Wanneer ze zich voeden met deze heerlijkheden, kan dat ervoor zorgen dat ze gaan fermenteren. Een proces dat de hoeveelheid waterstof verhoogt, wat op diens beurt weer de voeding is voor microben in je dunne darm genaamd archaea. Archaea produceren methaan als ze waterstof opslokken, wat betekent dat er bij SIBO zowel een teveel aan waterstof als aan methaan in je spijsverteringsstelsel aanwezig kan zijn. Met als resultaat een overschot aan gas in je buik. Een opgeblazen gevoel hebben, boeren en winden laten zijn allemaal symptomen van SIBO, net zoals:
◊ Diarree
◊ Constipatie
◊ Pijn in de onderbuik
◊ Intolerantie voor bepaalde voedingsmid-

delen, zoals gluten, lactose, caseïne en fructose
◊ Histamine-intolerantie
◊ Lekkende darm
◊ Diagnose van het prikkelbaredarmsyndroom (PDS) of een chronische inflammatoire darmziekte
◊ Een tekort aan vitaminen en mineralen
◊ Malabsorptie van vetten
◊ Een negatieve reactie hebben op probiotica die Lactobacillus of Bifidobacterium bevatten (die het aantal bacteriën doen toenemen en het probleem verergeren)

Als je het prikkelbaredarmsyndroom hebt is de kans dat je SIBO hebt groot. Bij 80 procent van de PDS-gevallen is SIBO ontdekt en men denkt dat PDS de veroorzaker van SIBO is. De beste manier om te testen of je SIBO hebt is door een ademtest te doen. Je vast eerst twaalf uur lang, daarna eet je wat suiker en vervolgens adem je om de vijftien minuten (gedurende drie uur) in een kleine ballon. Daarna kan je adem getest worden op waterstof en methaan. Je urine kan ook worden getest, maar zal geen informatie geven over welk gas het probleem vormt. De behandeling bestaat uit het schrappen van de favoriete voeding van de bacteriën uit je dieet, zoals alcohol en suiker, waarna antibiotica of antimicrobiële kruiden zoals berberine de bacteriën doden (de kruiden hebben uiteraard de voorkeur, gezien antibiotica niet discrimineren en meer vernietigen dan nodig is). Daarna kun je weer voorzichtig beginnen met het heropbouwen van goede bacteriën door gefermenteerde voeding te eten en SIBO-vriendelijke probiotica te nemen, zoals aarde-gebaseerde (*soil-based*) probiotica.

Ontgiften als een pro

Oestrogeen moet meteen na gebruik weer geloosd worden. Je lever heeft de leiding over dat proces. Als je lever z'n ding niet kan doen, eindig je met een teveel aan oestrogeen in je bloedbaan. Dat leidt tot PMS, zware menstruaties, een opgeblazen gevoel, het vasthouden van water, menstruele migraines en je loopt een verhoogd risico op het ontwikkelen van borstkanker. Om z'n werk goed te kunnen doen heeft je lever geen grote jaarlijkse voorjaarsschoonmaak nodig, het heeft het hele jaar door ondersteuning nodig. Leverontgifting vindt voortdurend plaats in je lichaam. Het is wat je lichaam doet met oestrogeen als het niet meer nodig is en je ervanaf moet. Dit doet je lever in twee fases; in de eerste fase breekt het oestrogeen af tot kleine eenheden die metabolieten genoemd worden. In de tweede fase verandert de lever de metabolieten van vetminnende moleculen in wateroplosbare moleculen. Steroïde hormonen zoals oestrogeen zijn vetminnend en lossen niet op in water, waardoor ze niet makkelijk in je urine terechtkomen. Verschillende enzymen zetten ze daarom om in wateroplosbare metabolieten die wel je urine en gal in kunnen, zodat ze kunnen worden uitgescheiden. Het moeilijke zit 'm in de verschillende wegen die de oestrogeenmetabolieten af kunnen leggen. Sommige wegen zijn gezond en sommige worden gelinkt aan zware menstruaties, gevoelige borsten, PMS en hormoonafhankelijk kankers. Het is dus van belang om de gezonde wegen te stimuleren. Dat is de korte en extreem versimpelde uitleg van oestrogeenontgifting. Hier een wat gedetailleerdere uitleg per fase:

Fase 1: Voorbereiding

In deze fase doet je lever al het voorwerk dat nodig is om oestrogeen kwijt te raken door oestrogeen af te breken in kleinere eenheden. Het gebruikt oestradiol en oestron (de twee belangrijkste vormen van oestrogeen in je lichaam) en zet ze om in een van de volgende drie oestrogeenmetabolieten: 2OH, 4OH en 16OH. Maar laten we ze gewoon route 2, 4 en 16 noemen. Van deze wegen die metabolieten kunnen afleggen is route 2 de veilige route. Route 4 kan prima zijn, maar er zit een splitsing in. Het is alleen een prima route als er bij die splitsing de juiste kant wordt gekozen. Als het langs de kant gaat waar een enzym genaamd chinon de metabolieten moet omzetten, dan vergroot dat je risico op oestrogeenafhankelijke kankers. Route 16 is de weg die je moet vermijden, omdat het gelinkt wordt aan zware menstruaties, bloedproppen, gevoelige borsten en een verhoogde kans op oestrogeenafhankelijke kankers zoals borstkanker – het is de weg die dingen laat groeien; je baarmoederslijmvlies, je borsten en kankercellen.

Fase 1 wordt afgeremd door een tekort aan voedingsstoffen, een lage inname van proteïne, het drinken van alcohol, een teveel aan zware metalen in je lichaam en het gebruik van medicatie zoals paracetamol. Je kunt fase 1 van de ontgifting stimuleren door kruisbloemige groenten te eten zoals broccoli, boerenkool en bloemkool. Die bevatten diindolylmethaan (DIM). DIM bevordert gezonde oestrogeenontgifting door de vorming van 4OH- en 16OH-metabolieten te beperken en de vorming van 2OH-metabolieten te doen toenemen. Je kunt DIM ook innemen als supplement. Andere supplementen die deze fase kunnen ondersteunen zijn liposomaal glutathion, N-acetylcysteïne en resveratrol.

Aan het einde van fase 1 blijf je zitten met fase 1-metabolieten waar je nu vanaf moet zien te komen voor ze opnieuw de circulatie in gaan en je kommer en kwel bezorgen. Om dat voor elkaar te krijgen dient er een reactie plaats te vinden.

Fase 2: toevoeging (methylering)

Wat volgt is de fase waaraan de oestrogeenmetabolieten van fase 1 worden toegevoegd. Voor deze fase begint, is oestrogeen in vet oplosbaar. Denk aan een badkuip die volloopt met water, waarna je er olie bij giet. Als je de stop eruit trekt, wat gebeurt er dan? Het water loopt eruit, maar de olie blijft aan de badwand hangen en zal niet door de afvoer verdwijnen. In fase 2 verkrijgen de oestrogeenmetabolieten een waterminnend molecuul dat ze in

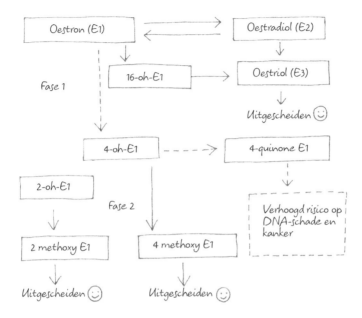

water oplosbaar maakt. Hierdoor kunnen ze via je urine, gal en darmen het lichaam verlaten. Tijdens methylering verkrijgen ze een methylgroep van atomen en veranderen ze van 2OH en 4OH in 2-methoxy en 4-methoxy. De verandering in naam geeft aan dat ze nu in water oplosbaar zijn.

Dr. Carrie Jones gebruikt de badkuipanalogie om fases 1 en 2 van leverontgifting uit te leggen: de badkuip die zich vult met water is fase 1 en het vermogen van je lichaam om het eruit te krijgen is fase 2. Om symptomen van oestrogeendominantie te doen afnemen en het risico op ontwikkeling van oestrogeendominante kankers te verkleinen, zullen beide wegen optimaal moeten werken – het goede water moet je badkuip opvullen en je afvoer moet in staat zijn het water te lozen.

Als fase 2 niet optimaal werkt, kunnen oestrogeenmetabolieten het lichaam niet verlaten en gaat de 4OH-metaboliet het niet zo fijne pad op van het chinonenzym, wat mogelijk je risico op kanker verhoogt. Genetische factoren kunnen dit proces aantasten, dus een genetische test laten uitvoeren op deze markers kan je helpen begrijpen hoe je jouw hormonen methyleert. Blootstelling aan chemicaliën via je dieet, verzorgingsproducten en je omgeving kunnen je levers vermogen om zijn taak goed te doen limiteren. Zowel zwavelrijk eten zoals eieren, knoflook, ui, prei, champignons en kruisbloemige groenten als supplementen zoals S-adenosylmethionine (SAMe), magnesium en gemethyleerde B-vitamines kunnen het methylatieproces ondersteunen. En het moge duidelijk zijn dat gehydrateerd blijven helpt om de metabolieten uit te scheiden. Blootstelling aan milieutoxines in je eten, verzorgingsproducten, binnenshuis en op je werk limiteren is belangrijk omdat ze invloed hebben op het vermogen van je lever om zijn werk goed te doen.

Maar oestrogeen is niet alleen maar slecht; het is eigenlijk een fantastisch hormoon dat verantwoordelijk is voor meer dan 400 processen in het lichaam die een hoop gezondheidsvoordelen met zich meebrengen, zoals bescherming van je hart, brein en botten, het verbeteren van je humeur, het vochtig houden van je vagina en zorgen dat je baarmoederslijmvlies elke maand dikker wordt in voorbereiding op een mogelijke zwangerschap. Je wil alleen niet dat het rond blijft hangen in je lichaam. We zouden allemaal na moeten gaan hoe we oestrogeen kwijtraken, want we worden er allemaal aan blootgesteld via het voedsel dat we eten en via onze omgeving. Het is nog belangrijker om dit te onderzoeken als je symptomen krijgt die op een teveel aan oestrogeen duiden. Tijdens je tienerjaren, de perimenopauze of als je endometriose hebt ben je vatbaarder voor zo'n overschot.

Een teveel aan oestrogeen

Symptomen van een teveel aan oestrogeen kunnen de kop opsteken wanneer je oestrogeen hoog is in verhouding tot je progesteron. Het is dus belangrijk om te evalueren hoe het ervoor staat met beide hormonen. Onthoud: progesteron houdt je oestrogeen in toom, dus als je niet regelmatig ovuleert of niet voldoende progesteron aanmaakt na de ovulatie, kan dat resulteren in een teveel aan oestrogeen.

> Kanttekening: Je kunt lage concentraties oestrogeen hebben, maar bij een oestrogeenniveau dat hoog is in relatie tot progesteron kun je alsnog tekenen hebben die wijzen op een teveel aan oestrogeen. Het gaat dus allemaal om de verhouding tussen de twee hormonen.

Signalen en symptomen van een teveel aan oestrogeen:

- Zware menstruele bloedingen
- Gevoelige borsten
- Cystes
- PMS
- Pijnlijke menstruaties
- Endometriose
- Vleesbomen
- Menstruele migraines
- Stemmingswisselingen en geïrriteerd zijn
- Chagrijnig zijn en uitbarstingen hebben
- Depressie
- Huilerig zijn
- Pijn hebben in het midden van je cyclus
- Brain fog
- Gewichtstoename rond je middel
- Opgeblazen gevoel, opzwellen of water vasthouden
- Afwijkende uitstrijkjes

Een oestrogeendisbalans kan veroorzaakt worden door:

- Cycli zonder eisprong (dit komt vaak voor tijdens de tienerjaren en perimenopauze)
- PCOS
- Verminderde oestrogeenontgifting
- Een slecht dieet

- Histamine-intolerantie
- Problemen met de darm, zoals constipatie
- Hoge hoeveelheden cortisol die strijden om progesteronreceptoren en ze blokkeren (wat ten koste gaat van het progesteronniveau)
- Milieutoxines zoals BPA en ftalaten die je vaak terugvindt in plastic. Ze bootsen oestrogeen na en verstoren de werking van oestrogeen in het lichaam
- Alcoholconsumptie
- Gewichtstoename en obesitas (omdat vetcellen een teveel aan oestrogeen produceren)
- Diabetes
- Sommige auto-immuunaandoeningen

Je kunt een oestrogeendisbalans aanpakken door:

- Ontgifting via de lever te ondersteunen en darmfuncties te verbeteren.
- Je inname van voedingsvezels te verhogen en oestrogeenontgifting via de darm (en poep) te ondersteunen.
- Meer water te drinken om oestrogeenontgifting via je plas te ondersteunen.
- Genoeg nachtrust te nemen. Er is een relatie tussen een verstoring van het circadiaanse ritme en het hebben van borst- en darmkanker, men denkt dat dat komt door een verminder-

de afscheiding van melatonine en een toename van blootstelling aan licht in de nacht.
- Minder alcohol te drinken.
- Te sporten. En dan vooral soorten sport met een hoge intensiteit, waarvan je gaat zweten.
- Een eventueel teveel aan gewicht kwijt te raken.
- Broccolikiemen te eten. Je kunt ze thuis zelf laten ontspruiten in drie dagen. Een erg betaalbare manier om je gezondheid te ondersteunen. Ze bevatten hoge concentraties glucorafanine en sulforafaan, die helpen de oestrogeenmetabolieten die richting de ongezonde chinon-4OH-route gaan, terug te laten keren naar het begin van het pad, zodat ze opnieuw de kans krijgen een betere route te kiezen. Sulforafaan heeft ook antioxidante, antimicrobiële, anti-inflammatoire, antidiabetische en antikankereigenschappen en kan helpen om te beschermen tegen cardiovasculaire en neurodegeneratieve ziektes – kom maar door met de broccolikiemen!
- Supplementen te slikken zoals calcium D-glucaraat, jodium (wat je oestrogeenreceptoren minder gevoelig maakt), vitamine D, N-acetylcysteïne (NAC) en resveratrol.

Als je wil weten wat er gebeurt met oestrogeen in je lichaam (wat we allemaal willen), doe dan de DUTCH-test om het meest accurate en uitgebreide inzicht te krijgen in je oestrogeenlevels en welke wegen je metabolieten afleggen.

De DUTCH-test

DUTCH is een acroniem dat voor *dried urine test for comprehensive hormones* staat. Het is een simpele maar ongelooflijk uitgebreide manier om je hormonen te testen en erachter te komen hoe je jouw hormonen verwerkt en metaboliseert. Het materiaal verkrijgen is makkelijk; je hoeft door de dag heen en/of gedurende je cyclus alleen maar te plassen op wat strookjes gefilterd papier. Afhankelijk van welke specifieke test je doet kun je ze opsturen naar Precision Analytical (het lab dat deze test heeft ontwikkeld). De uitslag wordt naar je zorgverlener gestuurd zodat die persoon de resultaten kan uitleggen en een passend behandelingsplan kan bedenken.

De hoeveelheid gedetailleerde informatie die je krijgt via de DUTCH-test is ongeëvenaard. Je krijgt veel meer informatie dan je zou krijgen uit een bloed- of speekselmonster. De test kijkt niet alleen naar je hormoonlevels, het kijkt ook naar je hormoonmetabolieten en de wegen die ze afleggen. Dat is ontzettend relevant als je wil begrijpen hoe je lichaam oestrogeen verwerkt en uitscheidt en ook als je andere androgenen wil onderzoeken, zoals testosteron. Het is namelijk mogelijk om een 'normale' hoeveelheid testosteron te hebben, maar alsnog symptomen van een teveel aan testosteron te ervaren – zoals acne, het dunner worden van hoofdhaar en een toename van haar op je gezicht en lichaam (allemaal symptomen van PCOS) – vanwege de manier waarop testosteron wordt gemetaboliseerd.

De uitslag geeft een accurate representatie van wat er gaande is met cortisol en cortison (de gedeactiveerde vorm van cortisol). Door cortisol en cortison te testen op vier momenten gedurende de dag, kan jouw cortisolcurve – die hoger hoort te zijn in de ochtend en lager naarmate de dag vordert – onderzocht worden om te kijken of je een gezonde curve volgt of dat de jouwe daarvan afwijkt. Deze informatie helpt je symptomen als vermoeidheid, angst, stress, depressie, zin in seks en slaapproblemen beter te kunnen plaatsen. De test onderzoekt ook je melatoninelevels. Dit is niet alleen belangrijk om slaapproblemen in kaart te brengen, maar ook omdat melatonine een antioxidant is en een optimale hoeveelheid melatonine gelinkt wordt aan een verminderde kans op borstkanker.

Je kunt de DUTCH-test gebruiken voor je start met bio-identieke hormonen of hormoonsuppletietherapie om te begrijpen hoe je ze zult metaboliseren en om te onderzoeken welk effect ze op je zullen hebben als je ze eenmaal gaat nemen. De DUTCH-test brengt schildklierhormonen niet in kaart, omdat urinetests daarvoor minder geschikt zijn dan bloedtests, maar een aantal markers die de test wel in kaart brengt kunnen informatie geven over je schildklierfunctie. Onlangs zijn ook organische zuren toegevoegd aan de test – markers voor neurotransmitters die helpen om je stemming en slaapproblemen in kaart te brengen.

De DUTCH-test kan je helpen om erachter te komen waarom je worstelt met:

- Stemmingswisselingen, depressie, angst
- PMS
- Weinig zin in seks
- Onregelmatige menstruatiecycli
- Vruchtbaarheidsproblemen
- Vermoeidheid
- Slapeloosheid
- Symptomen van de perimenopauze

Je betaalt zelf voor de DUTCH-test, dus het is een financiële investering. Maar de test versnelt het diagnoseproces en maakt het mogelijk om het meest geschikte behandelingsplan samen te stellen, wat je veel tijd en geld scheelt. Dat geld en die tijd

> zou je anders misschien verspillen door verschillende opties te verkennen voor je uit zou komen bij een antwoord en oplossing.
>
> Je kunt via www.dutchtest.com de testkit aanvragen of contact opnemen voor meer informatie.

Heb geen schijt aan schijt

Oestrogeen wordt ook, samen met andere hormonen en gifstoffen, uitgescheiden via je gal – een vloeistof die wordt uitgescheiden door je lever. Het komt in je darm terecht, waarna de oestrogeen je lichaam kan verlaten via poep. Dit fantastische proces kan zowel in de war worden geschopt door constipatie als door een disbalans in de bacteriën in je darm (door ontsteking, het gebruik van antibiotica en een slecht dieet). In plaats van dat oestrogeen je lichaam verlaat, wordt het opnieuw geabsorbeerd en gaat het terug je bloedbaan in. Hierdoor krijg je symptomen die optreden bij een teveel aan oestrogeen; niet tof.

Vraag je eens af hoe soepeltjes het eten dat je eet jouw lichaam verlaat. Poep je op regelmatige basis of heb je vaak last van verstopping? Een gezonde stoelgang houdt in dat je minimaal eens per dag een bevredigende en volledige ontlasting hebt die een vier scoort op de Bristol-stoelgangschaal (als een worst of slang, glad en zacht). Constipatie wordt verminderd door meer water te drinken en vezels (dat betekent groenten) binnen te krijgen en door te bewegen. Zowel door je hele lichaam in beweging te brengen als door manuele therapie zoals een buikmassage. Het is niet zo vreemd dat velen van ons last hebben van constipatie. We zitten de hele dag, zijn uitgedroogd en onze diëten missen voldoende vezels. En daar komt nog eens bij dat veel mensen liever niet poepen op het werk.

Wat ik je vooral wil meegeven is dat je niet kunt verwachten een gebalanceerde set hormonen te hebben als je darmen en lever moeite hebben om goed te functioneren.

Voeding als medicijn

Sommige mensen gedijen goed bij diëten die ontzettend nauwkeurig zijn, maar de meesten niet, dus ik zal vermijden om te specifiek te zijn. Begin met het toevoegen van producten aan je dieet zoals groenten, proteïne en gezonde vetten (zoals avocado, noten en zaden, vette vis, olijven en olijfolie). Werk daarna aan het verwijderen van de niet zo goede producten, zoals bewerkt voedsel en suiker. Er zijn honderden diëten en methodes en ik zal er een paar benoemen, maar wat ik wil dat je onthoudt is dat jij je lichaam het beste kent en dat je door bewust te zijn van wat je eet en hoe je je daarna voelt, in een toppositie zit om te bepalen wat voor jou werkt en wat niet.

Het kan lastig zijn om te praten over voedingspatronen. Voor de meesten van ons voelt het alsof je beoordeeld wordt en eten kan iets emotioneels zijn. Voor we het over de bijzonderheden van verschillende soorten eten heb-

DE CYCLUS STRATEGIE

ben, vraag ik je om eerst eens terug te denken aan hoe het er bij jou thuis aan toeging tijdens het avondeten toen je opgroeide en welk 'eetverhaal' je daaraan hebt overgehouden. Hier zijn een aantal veelvoorkomende scenario's:

- Er was weinig eten. Je schoof je eten naar binnen, omdat je bang was dat iemand anders je voor zou zijn en nu eet je gehaast en kauw je nauwelijks, of je voelt je schuldig om meer te nemen dan de hoeveelheid die je volgens jou toebehoort.
- Er was eten in overvloed, maar maaltijden waren zwaar omdat je de spanning voelde tussen je ouders, waardoor je zelf ook gespannen werd. Je at veel in een poging om je eigen gevoelens te onderdrukken of je was zo gespannen dat je geen eten naar binnen kreeg – een patroon waar je in vast bleef zitten toen je volwassen werd.
- Je moeder (of vader) was beledigd als je niet alles at wat op je bord lag. Alsof je haar of zijn liefde zo afwees. Je bent er daarom aan gewend geraakt om te veel te eten en niet te luisteren naar je instinct als het aankomt op wat je wil eten en hoeveel.
- Familieleden maakten opmerkingen over hoe veel of hoe weinig je at, misschien met betrekking tot je lichaamstype en gewicht. Je bent je

SELFCARE

hierdoor nog steeds altijd erg bewust van hoeveel calorieën en vet je binnenkrijgt.
- Als je je 'slecht' gedroeg kreeg je geen of minder eten en als je 'goed' gedrag vertoonde kreeg je juist wel iets (specifieks) te eten. Dit is er nogal eentje en hij komt heel veel voor. We moeten echt stoppen onze kinderen te straffen en belonen met eten.
- Je familie moedigde je aan om je bezig te houden met het bereiden van maaltijden en maaltijden waren een ontspannen bezigheid. Tijdens het eten maakte je verbinding met de mensen van wie je houdt en genoot je van het eten en de tijd die jullie samen doorbrachten.

Het is makkelijk om te blijven hangen aan wat je wel of niet zou moeten eten, maar het is belangrijk om na te denken over waar we eten, met wie en hoe we eten. Dit zijn mijn aanraders:

- Eet op een plek die bevorderlijk is voor je spijsvertering. Dat wil zeggen: uit de buurt van je bureau en schermen en niet terwijl je naar de bus rent.
- Druk op pauze voor je begint met eten. Haal drie keer langzaam en diep adem om je zenuwstelsel weg te krijgen van de vlucht-of-vechtstand en te switchen naar de rust-en-verteer-

stand. Als het goed voelt om eerst te bedanken voor het eten of een gebed op te zeggen, doe dat dan. Het is waarschijnlijker dat je bewust eet als je tot rust komt voordat je je eerste hap neemt.

- Eet tot je je voor 80 procent vol voelt. Je brein heeft twintig minuten nodig om je maag bij te benen en een signaal te ontvangen dat je vol zit. Langzaam eten is niet alleen goed voor je spijsvertering, maar geeft je brein en maag de kans om te communiceren voordat je je overeet.
- Kauw op je eten. Onderzoek heeft uitgewezen dat veertig keer kauwen per hap hard eten optimaal is, maar als je je eten normaliter na twee keer kauwen doorslikt, kan dat als een belachelijke hoeveelheid voelen. Begin daarom met tien keer kauwen en kijk hoe je vanaf daar verdergaat. Je eten goed kauwen zorgt ervoor dat je meer voedingsstoffen uit je eten kunt halen, het helpt om op gewicht te blijven, het voorkomt problemen met je spijsvertering en het is ook nog eens goed voor de gezondheid van je gebit en kaak.
- Leg je bestek tussen twee happen in terug op tafel. Dit helpt je langzamer te eten en aanwezinger te zijn, waardoor je beter kauwt en meer van je eten geniet.

- Eet eerst proteïnen en groenten en kijk daarna of je nog ruimte hebt voor al die koolhydraten waarvan je dacht dat je ze nodig zou hebben om verzadigd te raken.

Voor ik bespreek wat je beter wel en wat je beter niet kunt eten (al noem ik het liever: eten dat een grotere rol in je leven zou moeten spelen en eten dat je beter uit de weg kunt gaan), wil ik beginnen met een aantal algemene doelen waar je altijd naartoe terug kunt keren. Dit is wat een dieet zou moeten zijn:

- Plezierig om te eten.
- Rijk aan voedingsstoffen en divers.
- Levert genoeg brandstof om de hele dag energiek door te komen.
- Helpend met het behouden van een bij jou passend gewicht.
- De gezondheid van je microbioom ondersteunend.
- Je bloedsuikerspiegel in toom houdend.
- Gericht op de specifieke soorten gezondheidsklachten die je hebt.

Wat kun je het beste eten?

Ontbijt

Eet je ontbijt binnen een uur nadat je wakker wordt en waag het niet om het over te slaan – je kunt niet verwachten dat je hormonen in balans raken als je dat doet. Als cliënten mij vertellen dat ze de tijd niet nemen om te ontbijten voor ze de deur uitgaan, vraag ik ze altijd om na te denken over hoeveel tijd ze besteden aan het klaarmaken van de buitenkant van hun lichaam door zich te wassen, aan te kleden en hun haar en make-up te doen, versus de tijd die ze besteden aan de binnenkant van hun lichaam.

Ontbijtgranen vol suiker tellen niet als ontbijt en een getoast broodje met jam ook niet. Je ontbijt hoort altijd proteïne en gezonde vetten te bevatten zodat het eerste wat je in de ochtend doet het op orde krijgen van je bloedsuikerspiegel is. Dit is nóg belangrijker als je PCOS hebt of als je niet ongesteld wordt. Bij mij thuis zijn eieren ontbijtfavoriet, niet in de minste plaats omdat ze snel klaar zijn. Maak roerei op brood of een tortilla met wat avocado ernaast. Of vul een omelet met gekookte groenten. Als je echt geen tijd hebt, kook dan van tevoren wat eieren en bewaar ze in de koelkast of maak de avond van tevoren een groentefrittata zodat die de volgende ochtend voor je klaarstaat (en de ochtend daarna). Met plantaardige melk, zoals haver- of amandelmelk, kun je pap maken van havermout, quinoa, gierst en amarant. Maak de pap af door er fruit en notenboter aan toe te voegen en er wat zaadjes overheen te strooien. Maar even echt eerlijk: ik zou het geweldig vinden als we het westerse idee loslaten van waaruit een ontbijt zou moeten bestaan. Ik vind het heerlijk om te ontbijten met wat gebakken zalm met gekookte groente en rijst of quinoa. Al deze ingrediënten kunnen van tevoren bereid worden en even snel opgewarmd worden in een pan. Als je niet zo van het ontbijten bent kun je een proteïnesmoothie maken en erop letten dat je je avondmaaltijd niet te laat eet (vroeg in de avond dineren stimuleert vaak je behoefte om 's ochtends te eten). Als je koolhydraten toevoegt zouden dat complexe koolhydraten moeten zijn, zoals volkoren graanproducten en zetmeelrijke groente. Cafeïne zou je tijdens of na je ontbijt moeten nuttigen. Niet ervoor.

Regelmatig eten

Drie maaltijden die voldoening geven per dag en geen tussendoortjes zou prima moeten werken voor veel mensen, maar als je vatbaar bent voor een lage bloedsuikerspiegel of hypothalamische amenorroe (zie pagina 233), dan zul je waarschijnlijk op frequentere basis moeten eten. Misschien elke tweeënhalf tot drie uur. In welk kamp je ook zit, sla gewoon geen maaltijden over. Je bloedsuikerspiegel zal daaronder lijden. Maar houd ook in gedachten dat je geen koe bent – je hebt geen vier magen te vullen door de hele dag te grazen, dus kauw niet de hele dag door.

Voel je je *hangry*? (hongerig en chagrijnig tegelijkertijd)

Je bent niet de enige. Zoveel van mijn cliënten voelen zich hongerig en boos door een onstabiele bloedsuikerspiegel (en waarschijnlijk zijn ze ook licht in hun hoofd, vergeetachtig en angstig en paniekerig). Het is vaak tekenend voor onze drukke manier van leven. We proberen altijd van alles gedaan te krijgen en vinden andere mensen en taken belangrijker dan onze eigen behoefte om regelmatig te eten. Of we zijn zo druk bezig dat we niet eens doorhebben dat we honger hebben. Dit alles richt een ravage aan onder je hormonen.

Je bloedsuikerspiegel is afhankelijk van de hoeveelheid glucose in je bloed en is continu in beweging. Er zijn twee onevenwichtigheden rondom de bloedsuikerspiegel waar we bezorgd over zijn. De eerste is een lage bloedsuikerspiegel of hypoglykemie. Hypoglykemie kan ervoor zorgen dat je chagrijnig wordt, geïrriteerd, misselijk, zweterig en zo hongerig dat je niet weet waar je het zoeken moet. Als je bloedsuikerspiegel laag is snak je naar suiker en koolhydraten, omdat ze een snelle oplossing voor het probleem bieden. Maar ze zorgen er ook voor dat je bloedsuiker naar beneden stort, wat weer zorgt voor meer instabiliteit en meer zin in weer die suiker en koolhydraten. Een beetje honger voor je gaat eten is oké, maar zo lang mogelijk wachten, tot hypoglykemie aan toe, puur en alleen omdat het nog twee uur duurt voor het lunchtijd is, is dat niet. Als je vatbaar bent voor hypoglykemie is het erg belangrijk dat je regelmatig genoeg eet om ervan weg te blijven en dat je voldoende proteïne eet bij elke maaltijd.

Gewoontes die leiden tot hypoglykemie:

- Uren nadat je wakker bent geworden ontbijten of het ontbijt helemaal overslaan.
- Overleven op cafeïne en suiker om de dag door te komen.
- Jezelf de dag door kauwen.
- Je eetlust onderdrukken met cafeïne en sigaretten.
- Veel sporten zonder de verbrande calorieën aan te vullen.

Als je iets suikerrijks eet, of het nou een zoete lekkernij is, een croissant, wat pasta of fruit met een hoge suikerconcentratie, heeft dat invloed op je bloedsuikerspiegel. Die gaat omhoog, waar je lichaam op reageert door insuline af te geven. De taak van insuline is om de cellen in je lichaam toe te staan om suiker (glucose) op te nemen, zodat ze ofwel gebruikt kunnen worden als brandstof of opgeslagen worden als lichaamsvet. Door dit te doen houdt het je bloedsuiker gebalanceerd, maar consequent hoge insulineniveaus kunnen leiden tot insulineresistentie. Een aandoening waarbij je lichaam niet meer zo goed reageert op insuline. Het wordt veroorzaakt door obesitas, overleven op koolhydraten, suiker en bewerkt voedsel en een gebrek aan beweging. Aanvankelijk zullen er misschien geen zichtbare tekenen van insulineresistentie zijn, maar als de effecten vorderen zijn de tekenen en symptomen:

- Je de hele dag door vermoeid voelen. Vooral na het eten van maaltijden
- Honger hebben
- Makkelijk aankomen en moeilijk afvallen. Vooral gewicht rondom je middel
- Moeite met concentreren
- Een hoge bloeddruk
- Een hoog cholesterol
- Als je iets zoets eet, zorgt dat er niet voor dat je hunkering naar zoet verdwijnt

Een hoog insulineniveau is een groot probleem. Het zorgt voor een kettingreactie bij je andere hormonen. Cortisol (het stresshormoon) gaat omhoog. Dit is een probleem omdat cortisol en progesteron om dezelfde hormoonreceptoren strijden en cortisol het van progesteron wint. Hierdoor kan er een tekort aan progesteron ontstaan en wordt oestrogeen dominant. In je eierstokken zitten ook insulinereceptoren en een teveel aan oestrogeen laat hen meer testosteron produceren dan oestrogeen. Dit kan de ovariële functie verstoren, wat tot onregelmatige of uitblijvende menstruatiecycli kan leiden en een toename van lichaamshaar en acne (allemaal indicaties van PCOS, een aandoening met een sterke link met insulineresistentie). Ook kunnen er hoge testosteronniveaus ontstaan. Dit komt omdat te veel insuline sex hormone-binding globulin (SHBG) doet afnemen – een eiwit dat testosteron bindt zodat het niet allemaal in één keer vrijkomt – waardoor er meer testosteron in de bloedbaan terechtkomt. Insulineresistentie kan zorgen voor gewichtstoename (wat weer bijdraagt aan PCOS) en het kan zich verder ontwikkelen naar diabetes. Het is dus ontzettend belangrijk dat je hier zo snel mogelijk voor behandeld wordt.

Eet alle kleuren van de regenboog

Eet acht tot tien porties groenten en – in iets mindere mate – fruit per dag. Zorg dat je een grote verscheidenheid aan kleur eet.

Groenten

Als je maar één verandering in je dieet maakt, laat het dan zijn dat je groenten toevoegt of de hoofdrol laat spelen bij elke maaltijd. Groenten zitten vol met ontzettend veel verschillende soorten voedingsstoffen die je helpen bij het voorkomen en behandelen van de meeste ziektes die we krijgen. Ze zijn ook een rijke bron van vezels en zorgen voor een regelmatige en soepele stoelgang. Ze zijn hartstikke goed voor je – stapel ze flink hoog op, zodat de helft van elk bord dat je eet gevuld is met groenten. Er zijn twee soorten groenten: niet-zetmeelrijk en zetmeelrijk. Groenten die niet zetmeelrijk zijn, zitten vol vitamines en mineralen, vezels en water en scoren laag op de glykemische index. Dat betekent dat je helemaal los kunt gaan en er heel veel van kunt eten. Groenten die niet zetmeelrijk zijn:

- Rauwe en gekookte bladgroenten. Gooi ze door elkaar. Er is zoveel meer dan alleen een treurig bergje ijsbergsla.
- Kruisbloemige groenten zoals broccoli, bloemkool, spruitjes, paksoi, (boeren)kool, rucola, waterkers en radijsjes worden gelinkt aan het verminderen van ontstekingen. Omdat er veel vezels in zitten helpen ze je ook met het reguleren van je bloedsuikerspiegel, het verliezen van gewicht en het verminderen van een teveel aan oestrogeen. Experimenteer

met verschillende bereidingsvormen als je last krijgt van winderigheid, en zorg ervoor dat je goed kauwt. Eet ze gekookt als je een aandoening aan je schildklier hebt. Door ze rauw te eten kunnen je darmen goïtrogenen loslaten, waardoor je meer jodium nodig hebt en wat je schildklier kan beschadigen.

- Komkommer, selderij, wortel, sperziebonen en champignons.
- Kiemen zoals alfalfa, broccoli en mungbonen. Je kunt ze thuis zelf verbouwen.
- Knoflook, uien en artisjok.
- Aubergines en paprika's (hoewel deze bij sommige mensen voor een ontstekingsreactie kunnen zorgen).

Zetmeelrijke groenten zijn een goede bron van koolhydraten, dus vaak zijn ze vullender dan hun niet-zetmeelrijke kameraden. Ze kunnen ook een hogere glykemische index hebben, wat betekent dat je er beter kleinere porties van kunt eten. Dat gezegd hebbende: ze zijn een veel betere bron van koolhydraten dan granen zoals brood of pasta. Zetmeelrijke groenten zijn bijvoorbeeld:

- Zoete aardappel (mijn favoriete superfood)
- Witte aardappel
- Pompoen (zoals flespompoen, eikelpompoen, spaghettipompoen en reuzenpompoen)

- Pastinaak
- Weegbree
- Mais (omdat het een zeer genetisch gemodificeerd gewas is, is het niet het soort groente waar je megaveel van moet eten en is het het best om het bij mais te houden die niet genetisch gemodificeerd is)
- Bieten

Fruit

Fruit zit vol voedingsstoffen en vezels en is een goede bron van koolhydraten, maar het kan ook substantiële hoeveelheden natuurlijke suikers bevatten en dus is het beter om meer groente dan fruit te eten. Eet fruit waar minder suiker in zit en combineer het met wat proteïne en vet om de effecten op je lichaam uit te balanceren. Vruchten waar minder suiker in zit zijn bijvoorbeeld:

- Bessen: zwarte bessen, blauwe bessen, cranberry's, frambozen, aardbeien
- Grapefruit
- Citroenen
- Limoenen
- Olijven (yep, technisch gezien tellen die ook als fruit)
- Avocado (ook fruit)
- Perziken
- Papaja

Fruit waar de hoogste concentratie suiker in zit:

- Mango's
- Bananen
- Ananassen
- Druiven
- Vijgen
- Dadels
- Kersen
- Granaatappels
- Kiwi's

Koop biologisch

Ik ben een groot voorstander van kwalitatief zo goed mogelijk eten kopen als je budget dat toelaat en vind het oneindig frustrerend dat eten met een lage voedingswaarde zo goedkoop is. Als je afweegt aan welk biologisch eten je je zuurverdiende centen uit gaat geven, geef dan prioriteit aan de Dirty Dozen (de Smerige Twaalf), een lijst die elk jaar wordt gemaakt door de Environmental Working Group (EWG), waar voedingsmiddelen op staan waar de meeste pesticiden op terug te vinden zijn. Elk jaar verandert de lijst een beetje, maar aardbeien, spinazie, perziken, nectarines, kersen en appels staan er vrijwel altijd op. De EWG maakt ook een lijst met de Clean Fifteen (de Schone Vijftien): een lijst met fruit en groente waar de minste pesticiden op zitten. Of, in andere woorden: producten die je niet per se biologisch hoeft te kopen, tenzij je budget het toelaat (zie Meer info voor hun website). Biologisch eten is tijdens één specifieke periode in je leven het allerbeste: als je probeert zwanger te worden of al zwanger bent. We weten dat pesticiden die afkomstig zijn van voeding aanwezig zijn in het navelstrengbloed van pasgeborenen (samen met nog veel meer chemische narigheden), dus het is cruciaal om blootstelling aan pesticiden en andere chemische narigheid te beperken als baby's in de baarmoeder zitten.

Word vrienden met vet
Vet is niet zo kwaadaardig als mensen ons willen doen geloven. Vet krijgt de schuld van obesitas en cardiovasculaire aandoeningen, maar onderzoek toont aan dat het cruciaal is voor je gezondheid. Je brein bestaat hoofdzakelijk uit vet en je hebt vet nodig om celmembranen te bouwen en om de lagen te beschermen die je zenuwcellen bedekken. Vet is een onmisbare bron van energie. Het helpt je om een voldaan gevoel te krijgen en reguleert je bloedsuikerspiegel en hormonen. Als je vet uit voedingsmiddelen haalt of wanneer het niet in een maaltijd zit, eet je meer om tot het punt te komen van verzadiging, omdat vet dat gevoel je normaal geeft. Hierdoor kan een afwezigheid van vet bijdragen aan obesitas – om nog maar te zwijgen van het feit dat vetvrije producten volgepompt zijn met suiker en zout om de smaak die je verliest als je vet weghaalt te compenseren. Ook maakt vet het mogelijk om sommige vitamines en mineralen op te nemen.

Enkelvoudig onverzadigde vetten zijn vloeibaar op kamertemperatuur. Ze hebben maar één dubbele binding (enkelvoudig) en zijn heel erg goed voor je gezondheid. Extra vergine olijfolie, avocado-olie, olie gemaakt van zaden of noten en kokosolie zijn allemaal goede voorbeelden van gezonde enkelvoudig onverzadigde vetten en recente onderzoeken tonen aan dat olijfolie stabiel blijft als je het op hoge temperatuur verhit (in tegenstelling tot wat er altijd geloofd werd) en dat het dus veilig is om ermee te bakken. Eieren, olijven en avocado's zijn andere bronnen van enkelvoudig onverzadigd vet.

Meervoudig onverzadigde vetten kunnen gezond zijn, maar zijn dat niet altijd. Meervoudig onverzadigde vetten in de vorm van oliën, zoals zonnebloem-, mais- en koolzaadolie, zijn vaak flink bewerkt. De hitte, chemicaliën en het licht waar ze aan bloot worden gesteld tijdens dit proces maken hun delicate bindingen kapot, wat ze schadelijk maakt. Ze zijn ook rijk aan omega 6-vetzuren, die ontstekingsprocessen in het lichaam verergeren. Je wil dit soort vetten dus zoveel mogelijk uit je dieet houden of ze er helemaal uit schrappen. Gezonde omega 6-vetzuren komen uit noten en zaden en ongeraffineerde zaadoliën zoals sesam-, walnoot- en teunisbloemolie. Omega 3-vetzuren – het soort gezonde vet dat komt uit vette vis en noten en zaden en waar de meesten van ons een tekort aan hebben – zijn heel erg behulpzaam. Ze helpen met het afremmen van ontstekingen, menstruatiepijn, het vasthouden van vocht, PMS, acne, insulinegevoeligheid, depressie, angst en ze helpen met het opklaren van je gezicht en het versterken van je haar en nagels. Omega 3-vetzuren, en vet in het algemeen, zijn vitaal tijdens de periode voor conceptie, tijdens de zwangerschap en na de bevalling, omdat ze cruciaal zijn voor de ontwikkeling van je baby.

Verzadigde vetten zijn het soort vetten dat je vindt in boter en andere zuivelproducten, eieren, vlees en kokosolie. Ze zijn een hot topic, omdat het discutabel is hoe goed ze voor je zijn. Ik denk dat je wel kunt stellen dat er gezondheidsvoordelen zijn, maar dat je er niet te veel van moet gebruiken. En hoe goed ze voor je zijn zal grotendeels aankomen op de kwaliteit van de producten waar je toegang toe hebt, zoals biologische boter van graskoeien.

Het enige type vet waar je overduidelijk bij uit de buurt moet blijven is transvet. Het is het type vet dat je terugvindt in gefrituurd en vettig eten. Op verpakkingen worden transvetten vaak 'gedeeltelijk gehard' of 'gehydrogeneerd vet' genoemd. Transvetten worden gelinkt aan hartziekten, een hoog cholesterol, obesitas en het bemoedigen van oestrogeen om de paden te nemen die de kans op kanker verhogen.

Cholesterolrijke voeding, zoals eidooiers, bevatten de essentiële voedingsstof choline. Je wil deze voedingsstof vooral binnenkrijgen tijdens de zwangerschap omdat een tekort wordt gekoppeld aan neuraalbuisdefecten. Onthoud dat 60 procent van het menselijk brein uit vet bestaat – je baby heeft het nodig dat jij vet eet, en nee, de zwangerschapskilo's zullen zich niet opstapelen door vet te eten. Het Voedingscentrum raadt aan om één keer (maximaal twee keer) per week vette vis te eten, en je kunt omega 3-vetzuren als supplement slikken. Wees wel gewaarschuwd: sommige mensen moeten ervan boeren en omega 3-vetzuren opboeren is geen pretje. Je reactie op het supplement kan verschillen per merk; bij BioCare Mega EPA heb ik nergens last van en ik vind het fijn dat ze hun omega 3-vetzuren regelmatig controleren op besmetting (vissen uit de zee krijgen veel gifstoffen en kwik binnen, en die wil jij liever niet tot je nemen). Als je vegetarisch eet of vegan bent kun je omega 3-vetzuren nemen die uit algen zijn verkregen in plaats van visolie te slikken. Oestrogeen, progesteron, DHEA (het 'moederhormoon' waar alle hormonen uit voortkomen), cortisol en testosteron worden allemaal gemaakt van cholesterol dat uit voedingsvetten komt. Dat betekent dat je inname van vet essentieel is voor je hormoonproductie en functioneren. Als je hormonale klachten hebt zoals weinig zin in seks, PMS of amenorroe, ga dan eens na hoeveel vet je binnenkrijgt via je voeding.

Elke maaltijd die je eet zou een portie gezond vet moeten bevatten. Een portie is ongeveer een tot twee eetlepels olie, een halve avocado, of een shotglaasje gevuld met zaden en noten.

Bronnen van gezonde vetten zijn:

- Avocado's
- Olijven
- Eieren

- Noten en zaden
- Vette koudwatervis zoals zalm
- Grasgevoerd vet vlees
- Gebruik olijfolie, lijnzaadolie, walnootolie en avocado-olie in dressings en sprenkel het over je maaltijden
- Ik hou er ook van om het laagje vet dat op zelfgemaakte bottenbouillon komt te liggen als je het in de koelkast zet, te gebruiken om in te sauteren

Peulvruchten

Peulvruchten zijn bonen, kikkererwten, linzen en erwten. Het zijn plantaardige bronnen van proteïne, wat een geweldige bron van vezels en bestendig zetmeel is – zetmeel dat de gezonde bacteriën in de darm helpt voeden en wordt gelinkt aan gewichtsverlies, een meer stabiele bloedsuikerspiegel, insulinegevoeligheid en een gezonde spijsvertering. Ze zijn ook rijk aan vitamines en mineralen, helpen je een vol gevoel te geven en het eten van peulvruchten wordt in verband gebracht met een verlaagd cholesterol, een betere darmfunctie en over het algemeen minder kans op chronische ziektes. Veel mensen vermijden ze omdat ze er winderig van worden, maar geen peulvruchten eten is zonde, want het is een makkelijke manier om van darmproblemen zoals constipatie af te komen.

Als je last van winderigheid krijg als je bonen eet, kun je ze proberen te weken, ontkiemen of fermenteren. Deze

SELFCARE

methodes kunnen helpen om het winderige effect te verminderen en de voedingswaarde te doen stijgen. Mensen die veel winden laten nadat ze peulvruchten hebben gegeten, eten waarschijnlijk weinig vezels en/of missen de goede bacteriën die nodig zijn om ze te verwerken. Maar uit onderzoek blijkt dat voor de meeste mensen geldt dat als ze elke dag een kleine portie peulvruchten eten, ze in twee tot drie weken weer een normale hoeveelheid aan scheten laten. Dit komt waarschijnlijk omdat het regelmatig eten van peulvruchten je darmen in staat stelt om behulpzame bacteriën te ontwikkelen die je nodig hebt om ze te verteren, terwijl zeldzame consumptie ervoor zorgt dat je darm ze nooit aankan, wat dus zal resulteren in gasvorming. Als je meer peulvruchten aan je dieet wil toevoegen, begin dan met een kleine hoeveelheid (een lepel is al voldoende) per dag, zodat je er langzaam aan kunt wennen. Als je weet of vermoedt dat je prikkelbaredarmsyndroom of SIBO hebt, of als je gevoelig bent voor peulvruchten in het bijzonder, overweeg dan om met een voedingsdeskundige te werken die je aanbevelingen kan geven die specifiek op jou zijn toegespitst, aangezien in sommige diëten die gericht zijn op aandoeningen aan de darm wordt geadviseerd het eten van peulvruchten te verminderen of vermijden.

Eieren

Eieren moeten wel de meest gezonde vorm van fastfood zijn die er bestaan. Het zijn met voedingsstoffen volgepakte krachtpatsers en ze zijn een geweldige bron van proteïne. Als ik met een cliënt werk die baat heeft bij een hogere proteïne-inname – wat vaak het geval is bij mensen die ik ondersteun – zijn eieren mijn favoriete aanrader, maar je moet wel het eigeel eten om het voordeel uit de voedingswaarde te kunnen halen. Als je bang bent dat het eten van eieren je cholesterol verhoogt en je kans op een hartaanval vergroot, dan is het goed om te weten dat voor 75 procent van de populatie geldt dat cholesterol uit voeding heel weinig impact heeft op hun bloedcholesterol. De 25 procent die overblijft wordt hyper-responder genoemd en cholesterol uit eten verhoogt hun kans op zowel LDL ('slecht' cholesterol') als HDL ('goed' cholesterol) in beperkte mate, maar het heeft geen invloed op de ratio tussen de twee en het verhoogt hun kans op een hartaanval niet. Koop als het kan biologische en vrije-uitloopeieren of houd zelf kippetjes.

Vlees en vis

Proteïne zorgt voor de bouwstenen voor alle structuren in je lichaam, het is een enorme bron van energie en het houdt je bloedsuikerspiegel stabiel. Vlees en vis zijn goede proteïnebronnen en kunnen belangrijke vitaminen, mineralen en omega 3-vetzuren leveren – maar dat hangt af van de kwaliteit van het product en hoe het bereid is.

Je bent wat je eet, maar je bent ook wat datgene wat jij eet gegeten heeft, en dat is absoluut het geval als het aankomt op vlees en vis. Vee wordt routinematig lage doses antibiotica toegediend om infecties te voorkomen die ontstaan door de gruwelijke omstandigheden waarin ze vaak gehouden worden. 80 procent van alle antibiotica die verkocht worden gaat naar vee. Ook worden ze regelmatig volgepompt met groeihormonen. Dat betekent dat als jij ze eet, jij ook meer blootgesteld wordt aan hormonen. Het is dus beter om biologisch vlees en gevogelte te eten – vooral als je de organen eet of botten gebruikt om bouillon van te trekken. Biologische producten kunnen een groot deel van je salaris verslinden, maar er zijn minder populaire maar voedzame opties die lekker en betaalbaarder zijn.

Grotere vissen bevatten relatief meer kwik. Wees vooral op je hoede bij soorten als tonijn, marlijn, zwaardvis, tandbaars, koningsmakreel en haai. Sardines, ansjovis, wilde zalm uit Alaska, rode zalm, krab, Atlantische makreel, Atlantische koolvis, garnalen, rivierkreeft en mossels zijn vissoorten waar over het algemeen minder kwik in zit. Makreel, sardines en zalm zijn allemaal goede bronnen van omega 3-vetzuren, maar ga als het mogelijk is altijd voor wilde zalm, omdat gekweekte zalm antibiotica toegediend krijgt en vaak oranjeroze geverfd wordt. Wilde zalm is van zichzelf roze en bevat in tegenstelling tot gekweekte vis geen antibiotica of chemicaliën.

Koolhydraten

Simpele koolhydraten zoals natuurlijke en geraffineerde suikers, pasta en witbrood, kunnen er allemaal voor zorgen dat je bloedsuikerspiegel snel piekt, terwijl complexe koolhydraten zoals bruine rijst, quinoa, groenten, peulvruchten en zetmeelrijke wortelgroenten langzaam energie afgeven, wat helpt bij het uitbalanceren van je bloedsuikerspiegel. De meesten van ons zouden prima af zijn met minder koolhydraten en meer groenten, maar koolhydraten hoeven niet uit je dieet geweerd te worden. Sterker nog, je lichaam onthouden van koolhydraten kan het doen laten denken dat voedsel schaars is. Als gevolg daarvan wordt je ovulatie stopgezet, zodat er geen energie aan verspild wordt. Complexe koolhydraten zijn dus net even wat beter dan simpele koolhydraten. Vraag je je af hoeveel complexe koolhydraten je dan precies zou moeten eten? Een hoeveelheid ter grootte van een kleine vuist is zat voor de meeste mensen, zolang ze maar voldoende proteïne binnenkrijgen en ook flink wat niet-zetmeelrijke groente eten.

Water
Begin je dag altijd met water. Het zal je rehydrateren en helpen wakker te worden, en het helpt ook om je darmen in beweging te krijgen voor je de deur uit moet. De meeste mensen kunnen wel wat extra water gebruiken, maar hoeveel dat dan zou moeten zijn kan onduidelijk zijn. Ik raad daarom aan om op te letten of je dorst hebt en aandacht te besteden aan je lippen. Die geven al snel een signaal af als er sprake is van uitdroging. Als je hand al richting de lippenbalsem schiet, vraag jezelf dan eerst af of je niet uitgedroogd bent. Drink ook eerst wat water als je je gedurende de dag moe voelt, voordat je je toevlucht zoekt in cafeïne en suiker. Dehydratatie kan zich namelijk ook manifeste-

ren in moeheid. Als je eenmaal meer water begint te drinken zul je waarschijnlijk merken dat je meer dorst krijgt dan je gewend bent. Dit is normaal. Het is een signaal dat je lichaam het top vindt dat je meer water drinkt. Onthoud dat je veel water binnenkrijgt via groenten (waar je meer van aan het eten bent, toch?), en ook via soep of andere drankjes waar geen cafeïne in zit. Als je het vaak koud hebt, drink dan lauw of warm water en kruideninfusies (ook wel kruidenthee genoemd, al zit er geen daadwerkelijke thee in). Drink geen water dat uit de koelkast komt en vermijd ijs. Koud water laat je lichaam schrikken en de traditionele Chinese geneeskunde zegt dat het je spijsverteringsvuur smoort. Water op kamertemperatuur is veel beter – bewaar dat ijs maar voor een gin-tonic. En overspoel je maag niet met water terwijl je eet. Het kan je spijsverteringssappen doen verslappen. Probeer in plaats daarvan om 30 tot 60 minuten voor je maaltijd water te drinken.

Wat kun je beter vermijden?

Voeding houdt ons in leven en veel mensen hebben een gelimiteerde toegang tot eten, zelfs in ontwikkelde landen, en het komt steeds vaker voor dat mensen orthorexia ontwikkelen. Orthorexia houdt in dat je geobsedeerd raakt met 'gezond' eten en alles wat niet in die categorie valt vermijdt. Vaak tot aan het overslaan van volledige maaltijden aan toe, omdat er niets 'gezonds' beschikbaar is. Als het aankomt op dieet wil ik je dus op het hart drukken om niet te kieskeurig te worden met wat wel of niet goed voor je is. Probeer te herkennen welk soort eten op dit moment niet voor je werkt, maar eindig vooral niet met een angst voor eten. Eten is er tenslotte om van te genieten.

Dodelijk wit poeder

Nee, niet cocaïne. Ik heb het over het ontzettend verslavende goedje dat ratten verkiezen boven cocaïne: suiker. Ons DNA heeft ons zo afgestemd dat we eten verkiezen dat heel veel energie geeft, omdat het in ons jager-verzamelaarsverleden van belang was om de weinige kansen die we hadden om gebruik te maken van eten dat van veel energie voorzag te grijpen. Maar toen vielen bessen in de categorie suikerrijk eten, niet de Snickers van nu of een bak gezoutenkaramelijs.

We hebben toegang tot heel veel hippe soorten suiker, inclusief 'natuurlijke' suikers zoals:

- Agavesiroop
- Bruinerijststroop
- Kokossuiker
- Maisstroop
- Dextrose
- Galactose
- Glucose
- Honing
- Lactose
- Maltose (of moutsuiker)
- Ahornsiroop

- Melasse
- Sacharose
- Sucrose

Je wil deze vormen van suiker echt zoveel mogelijk vermijden, want hoe meer je ervan eet, hoe meer je ernaar verlangt. Ze verstoren je microbioom, veroorzaken ontstekingen, obesitas, schommelingen in je bloedsuikerspiegel en een dip in je energie halverwege de middag, ze verstoren je bijnier en beïnvloeden je stressreactie. Als we het over suiker hebben bedoel ik het witte spul en het bruine spul, maar ook koolhydraten zoals brood, ontbijtgranen, rijst en pasta – ze worden allemaal afgebroken in glucose (suiker) – zelfs de volkorenvarianten.

Als ze eenmaal afgebroken zijn, geeft je alvleesklier een hormoon genaamd insuline af. Insuline reguleert de hoeveelheid suiker in je bloedbaan door je lichaamscellen een signaal te geven dat ze de glucose in je bloed bijeen moeten rapen en op moeten slaan. Hoe gevoelig je voor insuline bent bepaalt hoe effectief je lichaam koolhydraten gebruikt. Voor het merendeel van de mensen geldt dat hoe gevoeliger je ervoor bent, hoe beter, omdat je lichaam maar een kleine hoeveelheid insuline hoeft af te scheiden om de klus te klaren. Als je insulinegevoeligheid slecht is, produceer je heel veel insuline en reageert je lichaam er niet adequaat op. Dat zorgt ervoor dat je insulineresistent wordt, wat het risico op obesitas en het ontwikkelen van diabetes type 2 verhoogt. Een overschot aan insuline kan de ovulatie benadelen en wordt gelinkt aan PCOS. Je kunt insulinegevoeligheid verbeteren door meer te slapen, meer te sporten en meer vezels te eten. Ook kan het helpen overtollig gewicht te verliezen, stress te vermijden en je suikerinname te begrenzen.

Melk, de witte motor?

Zuivel is een onderwerp waarover de meningen verschillen. In het Westen worden we opgevoed met het idee dat we heel veel calcium binnen moeten krijgen en dat melk daarvoor een uitstekende en gezonde bron is. We leren dat het drinken van melk de kans op het breken van botten verkleint. Toch is er geen medisch bewijs dat mensen het consumeren van dierenmelk nodig hebben. Als je regelmatig beweegt en een gezond dieet aanhoudt met heel veel bladgroenten, is de kans groot dat je alle calcium die je nodig hebt binnenkrijgt zonder ook nog zuivelproducten te hoeven eten of drinken. Een twaalfjarig durend onderzoek dat onder 70.000 vrouwen uitgevoerd werd door Harvard liet zien dat het consumeren van zuivel de kans op botbreuken niet vermindert. Gezondheidsorganisaties hebben hun aanbevolen dagelijkse hoeveelheid calcium die je binnen zou moeten krijgen via dieet verlaagd en sporen mensen in plaats daarvan aan om te gaan bewegen om de botdichtheid te verbeteren.

Als ik een cliënt help bij het vaststellen of ze willen experimenten met het schrappen van zuivel uit hun dieet, leg ik het volgende uit:

- Het grootste deel van de koemelk die verkocht wordt bevat een hele lading synthetische hormonen zoals oestrogeen, testosteron, progesteron, cortisol en insuline. Deze hormonen worden toegediend om de melkproductie van de koeien op gang te houden. Het binnenkrijgen van deze hormonen via zuivel kan je eigen hormoonhuishouding verstoren.
- Gemiddeld genomen krijgen koeien twee antibioticabehandelingen per jaar. Een om mastitis (een ontsteking van het uierweefsel) te voorkomen en een om de ontsteking te behandelen. Er bestaat al decennialang bewijs dat het gebruik van antibiotica bij dieren resulteert in antibioticaresistentie bij mensen.
- Als cliënten koemelk willen blijven consumeren, geef ik de voorkeur aan volle melk in beperkte hoeveelheden. Halfvolle melk en magere melk helpen niet mee om af te vallen en kunnen zelfs bijdragen aan gewichtstoename en het verminderen van de ovariële functie. Als vet uit melk wordt gehaald vermindert dat ook de opname en het gebruik van de vetoplosbare vitaminen A en D, die nodig zijn voor de gezondheid van je botten en ervoor zorgen dat calcium in je botten terechtkomt en niet in zachte weefsels zoals bloedvaten.
- Bij sommige mensen lokt zuivel ontstekingen

uit. Waarschijnlijk door een proteïne genaamd A1-caseïne, dat vaak aanwezig is in zuivel dat afkomstig is van de koe, terwijl de meeste mensen veel beter tegen A2-caseïne kunnen. Sommige soorten koeien, zoals Jersey-koeien, en alle schapen en geiten produceren A2-zuivel (als je ook maar een beetje op mij lijkt, dan zul je opgelucht zijn om te horen dat feta, halloumi, manchego, pecorino, ricotta, roquefort en natuurlijk geitenkaas allemaal soorten kaas zijn die A2 bevatten).

Als je toch liever voor zuivel van de koe gaat, kies dan voor een product dat de volledige hoeveelheid vet bevat, van grasgevoerde koeien komt en zo hormoonvrij is als je kunt krijgen.

Gluten: De vijand van de eenentwintigste eeuw

Glutenintolerantie is geen voedselallergie. Het is een auto-immuunreactie die depressie, vermoeidheid en gewichtstoename kan veroorzaken. Als je glutenintolerant bent, dan ben je niet in staat om het deel proteïne dat in veel soorten graan zit te verteren. Als je het toch eet herkent je darmwand het als een vreemde substantie en treedt je immuunsysteem op om dit probleem op te lossen. Die reactie veroorzaakt ontstekingen, beschadigt je darmwand en veroorzaakt spijsverteringsproblemen zoals een opgeblazen buik, kramp, diarree, constipatie en gas, evenals een vermoeid gevoel. Deze continu optredende immuunreactie leidt tot uitputting en het onvermogen om vitaminen en mineralen uit je eten op te nemen. Dit veroorzaakt nog meer tekorten en vermoeidheid. Als je endometriose hebt raad ik het ontzettend aan om een glutenvrij dieet te proberen, aangezien het de pijn die vaak gepaard gaat met endometriose enorm kan doen afnemen. 51,48 procent van de mensen die de ziekte van Hashimoto heeft – een ziekte aan de schildklier – test positief op glutenspecifieke inflammatoire antilichamen die gelinkt worden aan coeliakie. Dus als je de ziekte van Hashimoto hebt, schrap dan eens zes tot twaalf maanden lang tarwe uit je dieet en kijk wat het met je doet.

Wees je ervan bewust dat voor de meesten van ons geldt dat tarwe de belangrijkste bron van prebiotica is in ons dieet. Prebiotica zijn de stoffen die de groei en activiteit van goede bacteriesoorten bevorderen. Als we tarwe uit ons dieet schrappen, verminderen we onze inname van prebiotica aanzienlijk, waardoor er een vermindering in probiotica ontstaat – de levende micro-organismen die onze darm bevolken – die gevoed worden door tarwe. Dat betekent dat ongezonde bacteriën in je darm die voorheen in toom werden gehouden door probiotica zich nu kunnen vermeerderen. Dit alles resulteert in een ongezond microbioom en ontstekingen. Om dit te voorkomen is het belangrijk om je inname van andere producten die prebiotica bevatten te verhogen voordat je tarwe volledig uit de weg gaat, en je zult misschien ook een supplement willen slikken dat zowel prebiotica als probiotica bevat. Voedingsmiddelen waar prebiotica in zitten zijn bijvoorbeeld:

- Uien
- Cichorei
- Knoflook
- Asperges
- Aardpeer
- Kruisbloemige groenten
- Rauwe honing
- Resistent zetmeel (wat in rijst en gekookte en vervolgens afgekoelde aardappels zit, in groene bananen en in andere voedselbronnen)

Sommige mensen kunnen tegen zuurdesembrood en pizza, maar als je net als ik een histamine-intolerantie hebt, kan zuurdesem symptomen veroorzaken, omdat het gefermenteerd is.

Moleculaire mimiek

Het vermogen van je immuunsysteem om schadelijke moleculen te herkennen is vlekkeloos. Als de vorm van een molecuul voldoende lijkt op een indringer, zal het immuunsysteem het aanvallen.

> Dit is ook wat er kan gebeuren bij gluten en melk. 50 procent van de mensen die gevoelig is voor gluten ervaart moleculaire mimiek bij het eiwit caseïne dat in sommige soorten zuivel zit. Je immuunsysteem reageert daar dan hetzelfde op als bij gluten. Als je van plan bent om gluten uit je dieet te schrappen, is het misschien verstandig de koe bij de horens te vatten en ook zuivel te schrappen.

Alcohol

Alcohol gooit je hormoonhuishouding overhoop. Het verhoogt de hoeveelheid oestrogeen en draagt bij aan oestrogeendominantie. Probeer het waar je kunt zoveel mogelijk te vermijden, maar als je toch wil drinken, zorg dan dat je dat doet nadat je hebt gegeten en drink voldoende water naast je favoriete alcoholische versnapering. Alcohol bevat ook veel suiker en sommige soorten bevatten meer dan andere. Kies liever voor een glas wijn dan voor een baco. Hoewel rode wijn resveratrol bevat, een groep chemische verbindingen die ontstekingen weert en een krachtig antioxidant is, is de aanwezige hoeveelheid in een glas wijn miniem. En nee, dat betekent niet dat je dan maar een hele fles achterover moet slaan.

Soorten diëten

Ik ben van mening dat het beste dieet niet bestaat. Niet alleen omdat we allemaal anders zijn, maar ook omdat een dieet dat goed werkt in je twintiger jaren niet per se past bij wat je nodig hebt als je veertig of zestig bent. Hieronder staan de diëten waar ik mensen regelmatig over hoor in mijn praktijk en de potentiële problemen waar ze toe kunnen leiden, zodat je zelf kunt inschatten welk specifiek dieet jouw hormonale en reproductieve gezondheid ondersteunt of juist schaadt.

Veganisme en vegetarisme

Er zijn veganisten en vegetariërs die veel voedzame, plantaardige maaltijden eten en bezig zijn met het binnenkrijgen van voldoende proteïne, gezonde vetten en belangrijke mineralen zoals koper en zink via hun diëten. En er zijn vegetariërs wier dieet lijkt op het mijne toen ik een tiener was: opgebouwd rondom kaas. Het moge duidelijk zijn dat de eerste versie de gezonde keuze is, maar zelfs vegetariërs en vegans die zich netjes bezighouden met het consumeren van voldoende voedingsstoffen worstelen soms met het binnenkrijgen van voldoende eiwit, gezonde vetten, en vitaminen en mineralen.

Door de voedingsdagboeken van mijn cliënten die vegetariër zijn nauwkeurig te bestuderen, heb ik door de jaren heen ontdekt dat er in de meeste gevallen geen proteïne geconsumeerd wordt tot het avondeten. Dit is zorgwekkend. Niet alleen omdat het kan zorgen voor een onstabiele bloedsuikerspiegel, maar ook omdat onvoldoende eiwit ervoor zorgt dat je misschien niet genoeg aminozuren hebt om voldoende schildklierhormonen aan te maken. Er is gelukkig ook goed nieuws: meer plantaardige voeding eten betekent dat het oestrogeenniveau in je bloed zo'n 15 tot 20 procent lager is dan bij je vleesetende vrienden. Als ik met een cliënt werk die een tekort heeft en vooral als iemand tijdelijk niet menstrueert of graag zwanger wil worden, dan onderzoek ik altijd de mogelijkheid om wat dierlijke eiwitten aan het dieet toe te voegen. Als je geen vlees eet uit ethische overtuiging, wil je misschien wel vlees eten dat op een eerlijke manier geproduceerd is. Maar in mijn praktijk zijn cliënten vaak veganist of vegetariër omdat ze zo zijn opgevoed of omdat het 'gezond' is. Deze cliënten staan er vaak voor open kippenbouillon aan hun soepen of sauzen toe te voegen of een beetje vlees te eten. Ze merken dat ze er snel en positief op reageren. Het is niet zo dat het slecht is om vegetariër te zijn, maar een veganistisch of vegetarisch dieet kan helaas wel ten koste gaan van je hormonale gezondheid.

Ketogeen dieet

Het doel van een ketogeen dieet is dat je weinig koolhydraten en veel gezonde vetten binnenkrijgt, zodat je lichaam in een metabole staat terechtkomt die ketose genoemd wordt. Hierbij vervang je het soort eten waar je brandstof uit haalt. In plaats van suiker (in de vorm van koolhydraten) kies je voor vet. Hierdoor wordt je lichaam geforceerd om opgeslagen vet om te zetten in energie. Het ketogeen dieet staat daarom bekend om snel vetverlies en in sommige gevallen ook om een toename in mentale scherpte. Maar het kan ook resulteren in onregelmatigheden rondom je menstruatie, in vermoeidheid en in een toename in cortisolproductie (een stresshormoon), wat weer kan leiden tot ontstekingen en gewichtstoename. Het is dus belangrijk om de afweging te maken of het voor jou ook goed werkt.

Periodiek vasten

Periodiek vasten houdt in dat je zo'n 16 tot 24 uur niet eet. Misschien één of twee keer per week. Het wordt geassocieerd met gewichtsverlies, een verbetering van de suikerstofwisseling en een verminderde kans op diabetes – bij mannen. Bij vrouwen kan het echter catastrofale gevolgen hebben als ze zichzelf reguliere maaltijden ontzeggen. Onze lichamen ervaren ons kleine experiment als verhongering en ze gaan in de overlevingsstand. De menstruatiecyclus wordt stopgezet, omdat het een verspilling van energie is in tijden van schaarste. Ook wordt je stressreactie aangewakkerd, want, je raadt het nooit, jezelf uithongeren is stressvol voor je lichaam.

Tijdgebonden eten, waarbij je twaalf uur eet en twaalf uur niet, is andere koek. In de praktijk komt het neer op een paar uur voor je naar bed gaat avondeten, niet eten als je slaapt en vervolgens zorgen dat je op het goede moment eet in de ochtend. Als je ervan houdt om om half acht in de ochtend te ontbijten, dan zul je je avondmaaltijd rond half acht in de avond achter de kiezen moeten hebben. Als je deze vorm van bezig zijn met eten als een dieet beschouwt, is het denk ik een van de meest gezonde eetgewoontes die we onszelf kunnen aanleren, maar dat betekent niet dat je het elke nacht moet doen en het is ook niet geschikt als je een geschiedenis hebt met eetstoornissen, vaak een lage bloedsuikerspiegel hebt, als je hypothalamische amenorroe hebt of als je zwanger bent. Helder?

Paleodieet
Een paleodieet volgen is helemaal hip en ik vind het geweldig dat het gebaseerd is op een aantal uitstekende principes: eet onbewerkt, echt eten, en gezonde vetten, eet veel groenten. Probeer voor biologische producten te gaan, lokaal en grasgevoerd. En vermijd voedingsmiddelen die ontstekingen kunnen veroorzaken zoals gluten, zuivel en soja. Maar het is ook een dieet met weinig koolhydraten en niet iedereen kan daar even goed tegen. Het is hetzelfde als bij een ketogeen dieet: er kan een stressreactie optreden. Koolhydraten zijn niet de duivel. Je moet er alleen niet te veel van eten en het is beter om ze via gezondere bronnen binnen te krijgen. Het paleodieet sluit ook peulvruchten uit, wat niet nodig is voor iedereen. Peulvruchten kunnen een belangrijke bron van plantaardige eiwitten zijn voor mensen die niet te veel of helemaal geen dierlijke eiwitten willen eten.

DE CYCLUS STRATEGIE

Slapend rijk worden

Vrouwen ervaren slaap anders dan mannen. Het begin van de (eerste) menstruatie zorgt voor de grootste verschillen in slaap tussen de seksen. Als oestrogeen en progesteron beginnen aan hun cyclische eb en vloed regelen ze de slaap-waakritmeregulatie. En terwijl je de verschillende fases van je leven doorloopt krijg je steeds meer kans om problemen rondom je slaap te ervaren. Tegen de tijd dat we in onze perimenopauze en postmenopauze zitten, heeft 53 procent van ons een slechte slaapkwaliteit; moeite met in slaap vallen, in slaap blijven en genoeg slaap pakken. Nachtelijk zweten, moeten plassen en rusteloze benen hebben allemaal invloed op ons vermogen om 's nachts genoeg te slapen. En dan zijn er nog de jaren van onderbroken slaap waar jonge ouders mee te maken krijgen en de constante waakzaamheid die sommige moeders niet uit kunnen zetten, ook al zijn ze de wanhoop nabij door een gebrek aan slaap en willen ze niets liever dan een dutje doen.

Een gebrek aan goede nachtrust verhoogt je zin om te eten, het verstoort je bloedsuikerspiegel en vermindert je vermogen om vet te verbranden, door een toename van de productie van ghreline (in de volksmond het hongerhormoon), die je zin om te eten verhoogt, en lagere levels leptine, een hormoon dat je brein laat weten dat je energie hebt en honger remt. En als ik het heb over een gebrek aan slaap, dan bedoel ik dat een nacht slecht slapen deze effecten al kan veroorzaken. Het zorgt er ook voor dat je behoefte hebt aan suiker en koolhydraten die je niet goed kunt verwerken, dat ontstekingen in gang worden gezet, je weerstand lager wordt, je vatbaarder bent voor obesitas, diabetes, auto-immuunziekten en cardiovasculaire aandoeningen, je risico op kanker hoger wordt, en het maakt je minder opgewassen tegen stress, chagrijnig als de neten en verdomd moe.

Slaap is van cruciaal belang. Als ik iemand behandel met slaapproblemen, ongeacht wat voor andere problemen er gaande zijn, staat het verbeteren van hun slaap bovenaan mijn lijst met behandeldoelen, omdat alle andere resultaten beperkt zullen blijven zonder goede slaapkwaliteit. Mijn doelen voor mijn cliënten zijn:

- Met gemak binnen een half uur na het naar bed gaan in slaap kunnen vallen.
- Op z'n laatst plat liggen om tien uur.
- Goed slapen gedurende zo'n zeven tot negen uur (minder slaap wordt gelinkt aan een hele lading negatieve gevolgen voor je gezondheid).
- Geen last meer hebben van nachtelijk zweten of dromen die verontrustend of uitputtend zijn.
- Fris en hersteld wakker worden in de ochtend.

Een verhoogd cortisolniveau in de avond kan het bijna onmogelijk maken om in slaap te vallen. Het is dus de moeite waard om te onderzoeken waar de stress vandaan komt en misschien nog eens na te denken over dat spinningklasje dat je om zeven uur 's avonds nog volgt waar je zo van houdt. Natuurlijk is het een fantastische vorm van beweging en al dat zweten helpt je ook om oestrogeen uit te scheiden, maar wat vertelt zo'n spinningles aan je bijnieren? Dat er iets engs is waar je voor moet wegfietsen – je lichaam denkt dat dat geschreeuw in een microfoon door je instructeur en jouw gefiets en gezweet betekent dat er eigenlijk een sabeltandtijger achter je aan zit. Als gevolg daarvan verhogen je bijnieren de hoeveelheid cortisol die uitgescheiden wordt en hoewel je helemaal kapot bent als je naar huis waggelt en je bed in duikt, lukt het dan niet om de slaap te vatten.

Een ander belangrijk slaaphormoon is melatonine – het draculahormoon, omdat het alleen 's nachts tevoorschijn komt. Melatonine wordt uitgescheiden door de pijnappelklier (of epifyse) in je hoofd. Overdag is deze klier inactief, maar als de zon ondergaat en het donker wordt begint de productie van melatonine en wordt het hormoon afgegeven aan je bloed. Het vertelt je lichaam dat het tijd is om naar bed te gaan. Melatoninelevels blijven de hele nacht hoog en als het ochtend wordt zakken ze bijna weer tot het nulpunt. Dit is de reden waarom het makkelijker voelt om alert te zijn op zomerochtenden; dan worden we immers aan meer licht blootgesteld dan tijdens de winter. Als je moeite hebt om op gang te komen in de ochtend, gooi je gordijnen dan open en laat het licht je kamer binnenstromen zodra je wakker bent – laat je pijnappelklier weten dat het tijd is om aan de slag te gaan. Als je moeite hebt met vroeg opstaan, dan zou het zo kunnen zijn dat de cortisolreactie die je hoort te helpen met wakker worden niet optimaal werkt. Je voelt je dan suf en bent afhankelijk van cafeïne.

Je lichaam houdt van het volgen van een schema, dus eten, bewegen, opstaan en slapen op vaste tijdstippen laat je lichaam weten wat eraan komt. Dat betekent dat je pijnappelklier zal weten wanneer er gestart moet worden met het uitscheiden van melatonine en dat het dat elke dag op hetzelfde moment moet doen. Dat is belangrijk omdat melatonine je slaapcyclus initieert voordat je daadwerkelijk in slaap valt. Voor tienen in slaap vallen zorgt voor een optimale melatonineproductie en het kijken naar schermen in de avond kan de productie van dit slaapopwekkende hormoon ernstig vertragen. Sommige medicijnen kunnen de melatonineproductie onderdrukken als ze in de avond worden ingenomen. Bètablokkers en NSAID's zijn daar voorbeelden van. Als je het gevoel hebt dat ze je slaapritme beïnvloeden, praat dan over het aanpassen van het tijdstip van inname met je huisarts.

Melatonine heeft ook invloed op de menstruatiecyclus. Hoewel wij ons als soort het hele jaar door voortplanten, in tegenstelling tot zoogdieren die zich seizoensgebonden voortplanten, zijn er seizoensschommelingen in geboortecijfers in noordelijk gelegen landen en in ivf-slagingspercentages. Dat suggereert dat blootstelling aan licht en melatonine invloed uitoefenen op ons reproductieve systeem. Sommige onderzoeken suggereren ook dat er een link is tussen melatonine en ovulatie, de regelmaat van de cyclus en progesteronproductie in de tweede helft van de cyclus. Men denkt dat melatonine ook een rol speelt in de overgang naar de menopauze. De aan leeftijd gerelateerde verstoring van het circadiaanse ritme kan leiden tot een onregelmatige cyclus en amenorroe. En dan is er nog de verlaging in lichaamstemperatuur die helpt bij het aanwakkeren van slaap en die sterk gelinkt wordt aan het uitscheiden van melatonine. Die verlaging is minder bij vrouwen die in hun postmenopauze zitten. Uit onderzoek bleek dat het slikken van melatoninesupplementen de kwaliteit van slaap kan verbeteren en menstruatiepijn kan doen verminderen binnen twee tot drie menstruatiecycli en beter werkt dan meloxicam, een NSAID.

De meeste cliënten die ik behandel met hypothalamische amenorroe (waarbij het ongesteld worden stopt, zie pagina 233) hebben slaapproblemen. Ze vallen vaak zonder problemen in slaap, maar worden midden in de nacht wakker en voelen zich dan ontzettend alert. Ik raad dan acupunctuur aan om de situatie te verbeteren en het eten van een snack waar proteïne en vet in zit voor het slapengaan. Dat raad ik aan omdat je – tenzij je de neiging hebt om te slaapwandelen en je koelkast leeg te roven in je slaap, 's nachts niet eet en je lichaam daarvoor moet compenseren om je bloedsuikerspiegel stabiel te houden als je hypoglykemisch bent. Dat compenseren gebeurt door het uitscheiden van cortisol, wat je brein stimuleert en vertelt dat je maar beter wakker kunt worden om iets te gaan eten. Je kunt je slaap bevorderen door:

- Jezelf overdag bloot te stellen aan helder licht en door zoveel mogelijk naar buiten te gaan.
- Je kamer koel en goed geventileerd te houden.
- Er zeker van te zijn dat je kamer 's nachts helemaal donker is. Verduisteringsgordijnen kunnen goed helpen om het licht dat van straatlantaarns komt te weren.
- Vervang ledlampen die je alert houden door gloeilampen die een zachter licht afgeven.
- Consumeer geen cafeïne na twee uur 's middags.
- Als je 's nachts gewekt wordt door je blaas, verminder dan de hoeveelheid vloeistof die je 's avonds tot je neemt (en bezoek een acupuncturist als je daarna nog steeds op moet staan om te plassen).
- Eet de laatste drie uur voor je naar bed gaat niets meer.
- Vermijd alcohol en suiker voor je naar bed gaat, gezien ze je vermogen om te slapen verstoren.
- Eet gedurende de dag voldoende eiwit en vet, zodat je bloedsuikerspiegel stabiel is. Als je 's nachts vaak wakker wordt door een lage

bloedsuikerspiegel, neem dan een snack waar proteïne en vet in zit voor je gaat slapen.
- Vermijd middagdutjes.
- Beweging verbetert je slaap, maar slaap is belangrijker dan sporten. Slaap zou dus prioriteit moeten hebben.
- Als fanatieke avondwork-outs je slaap belemmeren, vervang ze dan door een kalmerende vorm van bewegen, zoals herstellende yoga.
- Overweeg supplementen te slikken zoals magnesium, B-vitamines, 5-HTP en melatonine.
- Luister naar begeleide meditatie of neem een warm bad voor je naar bed gaat.
- Gebruik essentiële oliën zoals lavendel, wierook, vetiver, ylangylang, cederhout en kamille.
- Leg een voorraadje slaapbevorderende thee aan, zoals kamille en valeriaan.
- Gebruik geen elektrische schermen die je doen opleven voordat je naar bed gaat.

Mag het (blauwe) licht uit?

Er was eens een tijd, niet eens zo lang geleden, waarin we aan het eind van de dag ons werk naast ons neerlegden en vervolgens 'uit gingen'. Als we al eens werk mee naar huis namen, dan was dat of in de vorm van papierwerk of het was een probleem waar we aan dachten en waar we misschien over discussieerden met een geliefde als we eenmaal thuis waren. We aten op regelmatige tijden, luisterden naar muziek of de radio, en je zult het bijna niet geloven – praatten zelfs met elkaar en hadden seks! Toen kwam er een spannende nieuwe uitvinding: een magische doos die 'televisie' werd genoemd. Oeh, laten we op de bank zitten met een kop thee en naar iets kijken in plaats van intiem te zijn en onze stresslevels te verlagen. Daarna kwamen de mobiele telefoons waarop het belachelijk lang duurde om een klein stukje tekst te schrijven. De beltonen en nieuwe trilstandmeldingen hielpen ons uit onze concentratie, zorgden voor een piek aan stresshormonen en veroorzaakten een angstig en paniekerig gevoel. Toen kwam onze favoriete verslaving: smartphones. En dat is waar alles pas echt *fucked up* van werd.

Je kent het beeld wel van iemand in een donkere kamer die met een smartphone in de weer is, toch? Dat griezelige blauwe licht dat het gezicht verlicht? Dat blauwe licht verstoort je hormonen ontzettend en het komt niet alleen uit je telefoon. Het komt ook uit e-readers, laptops, tablets en televisies. Alles met een digitaal scherm. Technisch gezien is blauw licht overal. Het wordt zelfs uitgezonden door de zon. Dat is waarom de lucht er blauw uitziet. Je slaap-waakritme wordt gereguleerd door blootstelling aan licht en tot voor kort in onze evolutionaire geschiedenis gaf alleen de zon ons licht. Toen kwamen er gloeilampen en elektronische apparaten, die ons blootstelden aan blauw licht in de avond. Ze vertelden onze lichamen constant dat het tijd was om alert en wakker te zijn, hoewel het misschien al elf uur 's avonds was. Dit is waarom het gebruik van schermen je vermogen om in slaap te vallen en een goede nachtrust te pakken verstoort.

Blootstelling aan blauw licht in de avond en nacht verhoogt alertheid, verlaagt de productie van melatonine met 55 procent, vertraagt de productie van melatonine (wat betekent dat het langer duurt voor je in slaap valt), vermindert de hoeveelheid remslaap (dat is de herstellende slaapfase waarin de delen van je brein die verantwoordelijk zijn voor leren en het maken of behouden van herinneringen geactiveerd worden) en het vermindert alertheid bij het ontwaken in de ochtend.

Het gebruik van mobiele apparaten wordt ook gelinkt aan een vermindering van de productie van de schildklierhormonen TSH, T3 en T4, en je hoeft maar een paar uur per dag op je telefoon te zitten om die vermindering al te ervaren. Dit is belangrijk, gezien het gemiddelde gebruik per dag tussen de twee en vijf uur zit. Hoeveel uur per dag zit jij aan je telefoon vastgeplakt?

Dit kun je doen om te helpen:

- Zet je telefoon delen van de dag uit (71 procent van de Britten doet dit nooit). Leg je telefoon weg in een la en richt je op wat er voor je ligt. Of zet 'm op z'n minst op stil zonder trilfunctie.
- Houd je apparaten uit de buurt van je lichaam – in een tas of in een hoek – en buiten de slaapkamer.

- Gebruik twee uur voordat je naar bed gaat geen apparaten meer (een derde van de Britten checkt zijn of haar telefoon net voor het slapengaan).
- Lukt dat niet, investeer dan in een bril die blauw licht filtert (zoals TrueDark) en draag de bril 's avonds als je elektronische apparaten gebruikt om een verstoring van je circadiaanse ritme te voorkomen. Zo'n bril kan de productie van melatonine bevorderen, dus overweeg er eentje te gebruiken als je een slaapprobleem hebt, of je nou wel of geen schermen gebruikt.
- Installeer f.lux op je computers en apparaten. Het is software die de kleur van je scherm aanpast om die te laten matchen met het moment van de dag.
- Lees een echt papieren boek in plaats van eentje op je e-reader.
- Verruil fluorescerende en ledlichten voor gloeilampen die minder blauw licht verspreiden.
- Als je echt een nachtlampje nodig hebt – bijvoorbeeld als je een baby hebt die 's nachts gevoed moet worden of als je op moet staan om te plassen – gebruik dan rood licht. Dat verstoort je circadiaanse ritme en de productie van melatonine het minst.

- Gebruik kaarsen in plaats van lampen in de donkere maanden van het jaar.

Hormoonontregelaars

Hormoonontregelaars zijn overal en ze zijn niet goed voor je. Het zijn synthetische substanties die je hormonen verstoren en in plastic, pesticides, brandvertragende middelen, chemicaliën en watersystemen zitten. Waarschijnlijk adem je ze in, drink je ze, eet je ze, smeer je ze op je huid, maak je er je keuken mee schoon en stop je ze in je vagina. Ze worden zelfs teruggevonden in ovariële follikels en de navelstreng van pasgeboren baby's. Ze hebben eenzelfde soort structuur als die van hormonen die je lichaam zelf produceert, zoals oestrogeen. Ze worden ook wel hormoonnabootsers genoemd, gezien ze ze nabootsen en zich aan hormoonreceptoren binden. Hormonen werken met hetzelfde systeem waarmee een sleutel en slot werkt – hormoonklieren laten hormonen los die via de bloedbaan door je lichaam reizen tot ze hun voorgenomen doel bereiken. Als dat eenmaal zo is binden ze zich daaraan, wat een reactie veroorzaakt. Elk hormoon heeft een eigen vorm en net zoals een sleutel alleen werkt op het slot waar die in past, zal elk hormoon zich alleen aan een receptor binden waar het bedoeld voor is en enkel effect hebben op de plekken waar het nodig is. Hormoonontregelaars zijn kleine rotjochies, omdat ze op drie verschillende manieren kunnen zorgen voor een toename of afname van hormonen:

1. Overtuigend genoeg in het slot passen en het lichaam doen denken dat het een natuurlijk geproduceerd hormoon betreft. De nabootser kan een signaal afgeven dat sterker is dan dat van een natuurlijk hormoon. Dat kan zorgen voor overproductie of onderproductie van hormonen, zoals een teveel aan oestrogeen of een trage schildklier, of er kan een signaal veroorzaakt worden op een verkeerd moment.
2. In het slot passen, maar niet de juiste draai kunnen maken, waardoor er geen reactie plaatsvindt, maar het gat wel verstopt is en natuurlijke hormonen zich niet kunnen binden om het slot om te draaien. Hierdoor ontbreekt het normale hormoonsignaal.
3. Ze kunnen ook de manier waarop natuurlijke hormonen en receptoren worden gemaakt verstoren.

Klinisch bewijs van de effecten van blootstelling aan hormoonontregelaars is beperkt, maar een enorme hoeveelheid onderzoek op dieren wijst uit dat ze het volgende kunnen veroorzaken:

- Gezondheidsproblemen met het vrouwelijke voortplantingsstelsel, waaronder een vroege start van de puberteit en menstruatie, vruchtbaarheidsproblemen en een vroege menopauze.

- Toename van borst-, eierstok-, en prostaatkankers.
- Toename van zowel immuun- en auto-immuunziekten als van sommige neurologische aandoeningen.
- Vermindering van de mannelijke vruchtbaarheid en een daling in het aantal geboortes van mannetjes.
- Afwijkingen in mannelijke voortplantingsorganen.

Veelvoorkomende hormoonontregelaars:

- Bisfenol A (BPA) zit in veel plastic en in ontelbaar veel producten die we allemaal op een dagelijkse basis gebruiken: bakjes om eten in te bewaren, waterflessen, babyflesjes, thermisch papier dat gebruikt wordt om kassabonnetjes op te printen, de binnenkant van aluminiumblikjes, melkverpakkingen, contactlenzen, tandvullingen, wateropslagtanks en waterleidingen. En als gevolg van de productie komt er elk jaar zo'n 100 ton BPA vrij in het milieu. Het wordt teruggevonden in stofdeeltjes en drinkwater, wat er allemaal op neerkomt dat we ons er zo min mogelijk aan bloot moeten stellen. Het wordt in verband gebracht met een vervroegde puberteit, borstkanker en onvruchtbaarheid.

- Ftalaten. Deze stof kun je zien als een verbinding die gebruikt wordt om plastic zacht te maken. Het zit in voedselverpakkingen die tegenwoordig moeilijk te ontwijken zijn, maar doe wat je kunt en kies voor glazen bakken om je voedsel in te bewaren in plaats van vershoudfolie en plastic tupperwarebakjes. Als je alsnog tupperwarebakjes gebruikt, doe ze dan niet in de vaatwasser, vriezer of magnetron, omdat hoge en lage temperaturen ervoor zorgen dat ftalaten loskomen. Je vindt ze ook in bekers van piepschuim, speelgoed voor baby's, pvc, vinylvloeren, douchegordijnen, shampoo, haarspray, parfum en nagellak. Ftalaten worden in verband gebracht met ovulatie- en vruchtbaarheidsproblemen, obesitas, diabetes type 2 en kanker.
- Pesticiden die vaak gebruikt worden op fruit en groentegewassen en in je eigen tuin, zijn bekende hormoonontregelaars die ook kanker kunnen veroorzaken. Ze zijn ook aanwezig in vlees of zuivelproducten als de dieren waar ze van komen eten hebben gekregen dat ermee vol zat.
- Oppervlakteactieve stoffen in schoonmaakmiddelen en verzorgingsproducten. Vaak aangeduid als sulfaat. Alles wat schuimt bevat oppervlakteactieve stoffen. Denk aan gezichts-

reiniger, douchegel en shampoo. Het werkt door olie te onttrekken en kan daardoor eerst voor droogheid zorgen, gevolgd door een overproductie aan talg (de olieachtige substantie die geproduceerd wordt door de klieren in je huid, die je huid gevoed en gehydrateerd houdt), omdat oppervlakteactieve stoffen voor uitdroging zorgen denkt je lichaam dat er meer talg geproduceerd moet worden.

- Parabenen. Je vindt ze in shampoo, zeep en douchegel, tandpasta, cosmetica en veel andere verzorgingsproducten.
- Dioxines staan bekend als persistente organische verontreinigende stoffen (POP's), omdat het lang duurt voor ze afgebroken worden als ze eenmaal in het milieu terecht zijn gekomen. Ze ontstaan als gevolg van afvalverbranding (inclusief het verbranden van afval in je achtertuin) en het verbranden van brandstof zoals hout, steenkool en olie en het bleken van pulp en papier met chloor. Dioxines zijn ontzettend giftig en kunnen kanker en reproductieve en ontwikkelingsproblemen veroorzaken. Ze kunnen het immuunsysteem beschadigen en je eigen hormonen verstoren. Ze zitten in gebleekte producten zoals koffiefilters en tampons.
- Oplosmiddelen in nagellak en nagellakremover.

Deze lijst met bronnen kan overweldigend voelen, maar ik vind het bemoedigend en motiverend dat uit onderzoek naar voren kwam dat als je producten zonder ftalaten, parabenen en fenol gebruikt, de hoeveelheid stoffen naar beneden gaat met 20 tot 45 procent in maar drie dagen. Je kunt blootstelling doen afnemen door aan een paar dingen tegelijkertijd te werken, te beginnen met de producten die je het vaakst gebruikt of waarvan je het meest gebruikt, zoals producten waar je je elke dag mee wast of hydrateert.

Dit zijn mijn toptips om blootstelling te limiteren:

- Eet waar mogelijk biologisch, vooral als het aankomt op vlees en zuivel en de soorten groente en fruit die op de Dirty Dozen-lijst staan van het EWG, om producten te vermijden met de hoogste hoeveelheden pesticiden (zie Meer info).
- Kijk hoe het ervoor staat met je verzorgingsproducten door ze op te zoeken in EWG's Skin Deep database of in Think Dirty, een app waarmee je barcodes van cosmetica en verzorgingsproducten kunt scannen terwijl je shopt en waarmee je schonere opties kunt herkennen (zie Meer info). En begin bij het vervangen van producten die je het meest gebruikt, zoals douchegel en gezichtscrème.
- Bewaar voeding en drinken in glas of in roestvrijstalen bakken of flessen.

- Vermijd ingeblikt eten en drinken, aangezien blikjes bekleed kunnen zijn met BPA (al zijn er ook bedrijven zoals het biologische merk Biona die BPA-vrije blikjes maken).
- Koop voeding die verpakt is in glazen potten in plaats van in blik.
- Warm bewaard eten niet opnieuw op in plastic en vries het niet in in plastic.
- Laat waterflessen niet in de zon liggen, aangezien de hitte ervoor kan zorgen dat BPA uitloogt en in het water terechtkomt.
- Filter het water dat je drinkt.
- Stop met hormonale anticonceptie, wat van nature een hormoonontregelaar is.
- Neem geen kassabonnetjes aan die geprint zijn op thermisch papier, tenzij je ze echt nodig hebt. In sommige gevallen kun je de kassabon ook naar je e-mailadres laten sturen. Als je voor je baan met bonnetjes moet werken, overweeg dan om handschoenen te dragen.
- Gebruik geen plastic deksels op je koffie to go, tenzij dat echt nodig is. De hitte van de koffie kan ervoor zorgen dat BPA uitloogt en terechtkomt in je koffie.
- Gebruik geen desinfecterende gel of antibacteriële zeep.
- Breng je kleding niet naar de stomerij en vermijd wasverzachter.

- Gebruik natuurlijke producten om mee schoon te maken en de was te doen.
- Gebruik ongebleekte producten; koffiefilters, tampons, toiletpapier. De Environmental Protection Agency (EPA) heeft vastgesteld dat alleen al het gebruik van gebleekte koffiefilters kan resulteren in een levenslange blootstelling aan dioxine die acceptabele risico's overstijgt.
- Als je vloerbedekking uitkiest, vermijd dan de synthetische varianten en zorg dat je je huis goed lucht nadat het geplaatst is. De oplosmiddelen die in de lijm zitten om te zorgen dat alles op z'n plek blijft zijn ook hormoonontregelaars.
- Vul je huis en werkomgeving met planten die de lucht filteren en de ruimte volpompen met zuurstof (zie de lijst met websites achter in het boek bij 'Meer info' voor het onderzoek dat NASA deed naar een schone lucht waar ook geschikte planten in genoemd worden).

Denk twee keer na voor je iets in je vagina stopt

Net als al je andere openingen is je vagina bekleed met een slijmvlieslaag. Alles waarmee het in contact komt kan je slijmvlies en je vaginale microbioom ontregelen. Yep, je vagina heeft ook een eigen commune bacteriën.

Je vagina is hoog doordringbaar, klaar om chemicaliën op te nemen via het slijmvlies. Tampons, wasmiddel, chloor in zwembaden, wasemulsies voor de intieme zone (die je trouwens níét nodig hebt, moge dat duidelijk zijn), zaaddodende middelen, penissen en glijmiddelen – zelfs de natuurlijke varianten – kunnen allemaal de balans van je vaginale microbioom beïnvloeden, net als roken. En als de vijf belangrijkste stammen die je in je vagina terug kunt vinden in aantal worden overtroffen door de andere kleinere stammen, kun je last krijgen van een schimmelinfectie of bacteriële vaginose. De laatste jaren wordt kokosolie aangeprezen als uitstekend natuurlijk glijmiddel, maar omdat kokosolie antibacterieel is, kan het je vaginale microbioom verstoren.

Nu je wat basiskennis hebt van wat je kunt doen om je hormonale en reproductieve gezondheid te verbeteren (en niet te vergeten je spijsvertering!), is het tijd om te kijken naar specifieke problemen en aandoeningen, waarom ze ontstaan en wat je eraan kunt doen.

4
Als de boel in duigen valt

Als de baarmoeder van een vrouw uit balans is,
dan is de vrouw dat ook.

– Don Elijio Panti, de grote Maya-sjamaan uit Belize

Voor we in de details duiken van wat er fout kan gaan met je hormonen en reproductieve systeem, wil ik eerst even een moment nemen om te verhelderen hoe een gezonde en normale menstruatiecyclus eruitziet. Houd alsjeblieft het almachtige principe in gedachten: vind uit wat voor jóú normaal is. Het meest betekenisvol zijn de momenten waarop je opmerkt dat er iets is veranderd. Als je menstruatie bijvoorbeeld altijd na 29 dagen komt en vijf dagen duurt, maar het nu opeens elke 23 dagen komt en je meer of minder bloedt dan je gewend bent, is dat een significante verandering die het waard is om te onderzoeken en behandelen.

DE CYCLUS STRATEGIE

- Hoewel 28 dagen gezien wordt als de gemiddelde lengte van een menstruatiecyclus, is maar 12,4 procent van alle cycli zo lang en wordt een cycluslengte van tussen de 21 en 35 dagen als normaal gezien. Als behandelaar die veel werk doet rondom vruchtbaarheid, heb ik het gevoel dat de optimale lengte tussen de 26 en 32 dagen ligt en dat alles daarbuiten behandeling rechtvaardigt.
- Een menstruatie duurt vaak tussen de 2 tot 7 dagen. Voor mij is de optimale duur rond de 5 dagen. Alles korter of langer dan dat kan een teken zijn van disbalans.
- Spotting voor je ongesteld wordt, zou moeten veranderen in daadwerkelijk bloeden binnen 24 uur nadat het begint. Duurt het langer voor je ongesteld wordt, dan kan dat op een tekort aan progesteron wijzen, wat ook wel een lutealefasedefect genoemd wordt.
- Je menstruatiebloed zou elke maand vergelijkbaar moeten zijn en niet licht of zwaar.
- In de westerse geneeskunde is de kleur van je menstruatiebloed en of het wel of geen stolsels bevat grotendeels onbelangrijk, maar behandelaars die volgens de traditionele Chinese geneeskunde werken gebruiken de kleur en informatie rondom stolsels om hen te helpen bij het vaststellen van een diagnose.

- Wat betreft kramp: lichte kramp in je onderbuik tijdens de menstruatie waar je geen pijnstillers voor hoeft te slikken en die je niet verhindert om gewoon je leven te leven is acceptabel. Alles wat pijnlijker is dan dat of waar andere gebieden in je lichaam bij komen kijken, zoals je rug, heupen of bovenbenen, is niet oké.
- Je cervixslijm zou waarneembaar moeten zijn als je richting de ovulatie gaat. Het zou natter en glibberiger moeten worden en idealiter op z'n minst een dag lang op eiwit moeten lijken.
- Veranderingen in je eetlust, energie, humeur, zin in seks en interesse in sociale activiteiten is allemaal 100 procent normaal (dat geldt voor elk mens, of er nou wel of niet een menstruatiecyclus in het spel is).

99 *problems* en je menstruatie is de grootste

Als je al het vermoeden hebt dat er iets ongewoons bij jou aan de hand is, of als je tijdens het lezen van dit hoofdstuk denkt: ja, dit gaat over mij, schakel dan alsje-, alsje-, alsjeblieft passende hulp in van je huisarts en/of van een bevoegde alternatieve arts. Te vaak accepteren we dat het nou eenmaal ons lot is om last te hebben van menstruatiesyndromen en daar moet verandering in komen. Vrouwen worden benadeeld als het aankomt op de

DE CYCLUS STRATEGIE

gezondheidszorg; onderzoek wijst uit dat ziekenhuismedewerkers de pijn van vrouwen minder serieus nemen, minder tijd nemen voor hun vrouwelijke patiënten, en dat ze geneigd zijn om hun fysieke pijn af te schrijven als 'gewoon emotioneel' en 'het zit allemaal in het hoofd', zelfs als fysieke tests uitwijzen dat hun pijn echt is. Hierdoor hebben vrouwen meer kans op het voorgeschreven krijgen van kalmerende of psychotrope medicatie dan pijnstillende medicijnen als dat natuurlijk hetgeen is wat ze echt nodig hebben. Deze genderongelijkheid treft je nog harder als je van kleur bent.

Mijn grootste tip is dat je leert pleiten voor jezelf en dat je een gezondheidsteam om je heen weet te verzamelen dat naar je luistert en met je samenwerkt om een geschikt behandelingsplan voor je te ontwikkelen. De meeste aandoeningen kunnen worden gemanaged, verbeterd of opgelost met ondersteuning van voeding, manuele therapieën zoals fysiotherapie gericht op het vrouwenlijf en de Arvigo® Techniques of Maya Abdominal Therapy (ATMAT), en technieken uit de traditionele Chinese geneeskunde zoals acupunctuur en kruiden. Er is ook nog een lading eenvoudige dingen die je zelf kunt doen. Je vindt ze in dit deel van het boek. Zul je dan alles moeten doen wat ik voorstel en voor de rest van je leven een groot deel van je salaris moeten uitgeven aan behandelaars? Nee, maar ik beloof je dat het een duurzame investering zal zijn om je voor een korte periode te binden aan een behandeling die je op weg helpt. Werk altijd met een erkende, gekwalificeerde behandelaar, en het liefst eentje die aangeraden is door iemand die je vertrouwt. Kijk bij Meer info voor een lijst met boeken en websites om jezelf verder in het onderwerp te verdiepen. Ik heb al een aantal supplementen aangeraden om uit te proberen, maar ik raad altijd aan om samen te werken met een naturopaat. Diegene brengt je gezondheid en leefwijze in kaart en kan vervolgens aanbevelingen doen die echt bij jou passen.

Sommige aandoeningen reageren heel snel op de aanbevelingen die ik doe, bij andere kan het iets langer duren. Het duurt een aantal maanden voor een onrijpe follikel het schopt tot ovulatie, dus soms zul je geen resultaten zien van stappen die je nu zet totdat de ontwikkelende follikels volgroeid zijn. Als je een techniek wil uitproberen is het dus goed om het minstens drie maanden vol te houden voordat je bij jezelf te rade gaat of het nou wel of niet werkt.

ATMAT®

De Arvigo® Techniques of Maya Abdominal Therapy (ATMAT) zijn gebaseerd op de oude Mayatechniek waarbij de onderbuik wordt gemasseerd. Behandelaars gebruiken massage vooral om de circulatie in het bekken van bloed, lymfe, zenuwen en energie te verbeteren, om klachten rondom de menstruatiecyclus te verlichten, het reproductieve systeem en de spijsvertering te verbeteren en om organen die van positie zijn veranderd – zoals een gekantelde of verzakte baarmoeder – voorzichtig terug te laten bewegen in de juiste positie. Tijdens een sessie zal je behandelaar jou leren hoe je de massage bij jezelf kunt uitvoeren, zodat je het zelf in kunt gaan zetten als een vorm van selfcare. Vijf minuten per dag is voldoende om er de voordelen van te merken. Ik vind het ook fijn dat je voor deze behandeling niet elke week naar een praktijk hoeft te komen. Je ziet je behandelaar misschien één of twee keer per maand voor ondersteuning en behandelingen, maar als je toegewijd bent aan je selfcaremassage, kan het gebeuren dat je helemaal niet meer terug hoeft te komen. ATMAT® werkt ongelooflijk helend als je te maken hebt met uitdagingen rondom je vruchtbaarheid, na een miskraam of na een traumatische bevalling. Het is een fantastische manier om je lichaam te leren kennen en het biedt je een belachelijk simpele maar ontzettend effectieve manier om voor je lichaam te zorgen. Iets waar je de rest van je leven wat aan hebt.

Premenstrueel syndroom (PMS) en premenstruele dysfore stoornis (PMDD)

Ik gok dat ofwel jijzelf of iemand die je kent worstelt met PMS, maar ondanks dat het de meest besproken aandoening rondom menstruatie is, is de medische wereld nog altijd in debat over wat het premenstrueel syndroom precies is en of het überhaupt bestaat. Laat staan dat ze daadwerkelijk uitzoeken wat het veroorzaakt en hoe het te behandelen is. We gebruiken 'last van PMS' vaak om te beschrijven hoe we ons voelen en gedragen voor onze menstruatie begint, maar PMS refereert ook aan een duizelingwekkende reeks fysieke signalen en symptomen. Naar het schijnt zijn er meer dan 150 verschillende soorten signalen en symptomen die zich kunnen voordoen tijdens de tweede helft van de menstruatiecyclus en ze worden allemaal toegeschreven aan PMS, waaronder:

- Acne
- Angst
- Opgeblazen gevoel
- Veranderingen in de darm, zoals constipatie of diarree
- Gevoelige borsten
- Veranderingen in eetlust en zin in seks
- Klungelig zijn, lomp zijn
- Naar zoet en zout eten snakken
- Huilen
- Depressie
- Moeite hebben je te concentreren
- Desinteresse
- Vermoeidheid
- Hoofdpijn

DE CYCLUS STRATEGIE

- Prikkelbaar zijn
- Gewrichtspijn
- Slapeloosheid
- Migraine
- Spierpijn
- Misselijkheid en overgeven
- Sociaal terugtrekken
- Suïcidale gedachten
- Gewichtstoename

Met zo'n lange lijst is het waarschijnlijk dat ieder van ons op z'n minst één van de symptomen van PMS ervaart, dus het zal je niet verrassen dat onderzoek uitwijst dat maar liefst 90 procent van ons PMS heeft. Dat betekent niet dat de meesten van ons in tranen op de wc zitten of woedend in kussens slaan. Dit soort statistieken nemen namelijk ook de fysieke symptomen mee die geassocieerd worden met deze tijd van de maand. Maar uit een onderzoek uit 2014, dat symptomen van depressie onderzocht in de periode voor de menstruatie, bleek dat symptomen van depressie niet gelinkt zijn aan de concentratie voortplantingshormonen. En een literatuuronderzoek uit 2014 wees uit dat het onderzochte wetenschappelijk werk over PMS 'geen duidelijk bewijs leverde om aan te tonen dat er onder de algemene bevolking een premenstruele aandoening bestaat die leidt tot een negatieve stemming' – dus wat is dan eigenlijk die PMS waar we het met z'n allen over hebben? Het is heel redelijk om te verwachten dat hormoonwisselingen in de cyclus zorgen voor symptomen. Zoals je hebt kunnen lezen in *De Cyclus Strategie* ben ik van mening dat veel van de psychische en emotionele schommelingen en de veranderingen in gedrag gezond en normaal zijn, en zelfs in je voordeel werken. Maar door mijn opleiding, mijn eigen ervaringen en zeker ook door de ervaringen van de vrouwen die ik behandeld heb, weet ik dat deze symptomen behoorlijk uitdagend kunnen zijn, voor ongemak kunnen zorgen en in sommige gevallen slopend zijn. Bij sommige mensen zorgt een onderliggende hormonale disbalans voor PMS of draagt het eraan bij. Hier valt ook het dalen van hormoonniveaus onder, net voor de menstruatie start. Maar als het aankomt op de stemmingswisselingen die sommige mensen met een menstruatiecyclus ervaren, vermoed ik dat onze hormonen simpelweg blootleggen wat er al die tijd al was, en dat dat verdoezeld werd door oestrogeen tijdens de eerste helft van de cyclus.

Wanneer wordt PMS een aandoening?

In 2013 zorgde de nieuwste *Diagnostic and Statistical Manual of Mental Disorders* (DSM-5) voor opschudding door premenstruele dysfore stoornis (PMDD) toe te voegen als een officiële diagnose – de eerste en enige diagnose die gerelateerd is aan de menstruatiecyclus. PMDD is een extreme vorm van PMS en er vallen symptomen onder als depressie, extreme prikkelbaarheid, een angstig en paniekerig gevoel, suïcidale gedachten, het gevoel hebben overweldigd te worden, paniekaanvallen en huilbuien. Menstrueerders die PMDD hebben leggen vaak uit dat hun leven voelt zoals dat van Jekyll en Hyde: hun extreme symptomen komen in de periode voor de menstruatie tevoorschijn en de verlossing komt pas als de menstruatie begint. Tot de ovulatie kunnen ze zich best goed voelen. Door het cyclische karakter van de stemmingswisselingen – het ene moment voel je je goed, het andere moment voel je je afschuwelijk – wordt PMDD vaak verkeerd gediagnosticeerd als een bipolaire stoornis met een *rapid cycling*-verloop. Een bipolaire aandoening waarbij stemmingen bijna onafgebroken schommelen.

Om met PMDD gediagnosticeerd te worden moet je op z'n minst vijf van de volgende elf signalen of symptomen ervaren (en een daarvan moet een van de vier eerstgenoemde zijn):

1. Duidelijke stemmingswisselingen en een verhoogde gevoeligheid.
2. Duidelijke prikkelbaarheid of boosheid, of een toename van interpersoonlijke conflicten.
3. Duidelijke sombere stemming, gevoelens van hopeloosheid of verlaagde zelfwaardering.
4. Duidelijke angst en spanning, of het gevoel opvliegend te zijn.
5. Verminderde interesse voor de gewone activiteiten.
6. Concentratieproblemen.
7. Lethargie en een duidelijk gebrek aan energie.

8. Duidelijke verandering in eetlust (bijvoorbeeld overeten of hunkeren naar een specifiek soort eten).
9. Hypersomnie of insomnie.
10. Het gevoel overspoeld te worden door emoties of zichzelf niet in de hand te hebben.
11. Lichamelijke klachten (bijvoorbeeld gevoelige borsten of zwelling, spier- of gewrichtspijn, een opgeblazen gevoel en gewichtstoename).

De symptomen moeten specifiek in de week voordat je ongesteld wordt optreden, verbeteren als je menstruatie eenmaal begint en nauwelijks aanwezig zijn of verdwijnen in de week na je menstruatie. Ze moeten tijdens het grootste deel van je cycli van afgelopen jaar voorbij zijn gekomen en in zo'n mate aanwezig zijn dat ze je werk, educatie, sociale leven of relaties met anderen beïnvloeden.

Tijdens de meeste menstruatiecycli ervaar ik overduidelijk op z'n minst een van de eerste vier symptomen. Van de hele lijst varieert het van vijf tot aan allemaal. Maar hoewel ik aan de criteria voldoe om een diagnose te krijgen en alles op de lijst mijn persoonlijke en zakelijke leven en mijn relaties kan beïnvloeden, zie ik mezelf niet als iemand met PMDD. Dat komt vooral omdat mijn symptomen misschien de ernst missen die nodig is voor een diagnose, maar ook omdat ik tegen het idee ben van gelabeld worden als iemand met een mentale aandoening, terwijl ik dankzij het tracken van mijn cyclus weet dat datgene wat ik ervaar te wijten is aan mijn neiging om mijn gevoelens binnen te houden in plaats van simpelweg aan te geven wat ik nodig heb aan de mensen om mij heen (terwijl ze maar wat graag zouden willen helpen. Als ik nou maar aan ze kon laten weten wat ik dan precies nodig heb…). Maar dat is mijn ervaring en hoe ik ernaar kijk; voor andere mensen zal het anders zijn. Dus laten we teruggaan naar jouw ervaring: hoe maak jij onderscheid tussen wat normaal en gezond is en welke symptomen bij elkaar een aandoening vormen?

Ik denk dat jijzelf degene bent die het best kan oordelen over je menstruatiecyclus en of datgene wat je tijdens je herfst ervaart een aandoening is die behandeld dient te worden. Naar schatting lijdt 3 tot 8 procent van de menstrueerders aan PMDD, en degenen die het hebben lijden ook echt. PMDD wordt vaak aangewakkerd of verergerd door een zwangerschap, miskraam en de perimenopauze en het wordt gelinkt aan een verhoogd risico op postnatale depressie en zelfdoding.

PMDD wordt gezien als een genetische aandoening en onderzoeken hebben uitgewezen dat mensen met PMDD een afwijking hebben in hun alfa-oestrogeenreceptor (ERa) gen, dat ze gevoeliger zijn voor de effecten van oestrogeen en progesteron gedurende de menstruatiecyclus en dat hun cellen anders reageren op de blootstelling aan deze hormonen. Maar het uitvoeren van deze tests maakte onderdeel uit van een medisch onderzoek en de kans is klein dat jij hier ook op getest wordt om een diagnose te krijgen.

PMDD kan ook bestaan naast andere psychische problemen, zoals depressie, angststoornissen en bipolaire stoornissen. Deze aandoeningen verergeren in de periode voor de menstruatie. Dit wordt premenstruele uitvergroting genoemd, wat ook van invloed kan zijn op andere lichamelijke aandoeningen zoals problemen rondom de spijsvertering.

Deze zware vorm van PMS classificeren als psychische aandoening is niet onbetwistbaar. Sommige mensen beweren dat het een natuurlijk, fysiologisch proces medicaliseert. Dat het ons het etiket van 'hormonaal blok aan het been' opplakt en het alleen maar voordelig is voor de inkomsten van de farmaceutische industrie. Want hoewel er veel menstrueerders zijn die veel aan de diagnose hebben, zit er achter elke aandoening of elk syndroom op z'n minst één groot farmaceutisch bedrijf dat profiteert van de nieuwe toevoeging aan de DSM-5. We moeten ons dus afvragen wie hier profijt van ondervindt: wij of de medicijnindustrie? Hoewel we op onze hoede moeten zijn, geloof ik ook dat er wel degelijk echte behoefte is aan hulp bij mensen met PMDD en soms zal die hulp zich voordoen in de vorm van medicatie, wat uiteraard een diagnose vereist. Selectieve serotonineheropnameremmers (SSRI's) zoals fluoxetine (Prozac®), sertraline (Zoloft®) en paroxetine (Seroxat®) kunnen worden voorgeschreven om de mentale klachten die je kunt ervaren door PMS of PMDD te verlichten. De symptomen kunnen al binnen een dag verminderen, dus de medicijnen hoeven niet de hele cyclus lang geslikt te worden. In plaats daarvan worden ze ingenomen als de symptomen de kop opsteken en wordt er gestopt met inname als de menstruatie eenmaal begint. Het nauwkeurig bijhouden van je cyclus kan je helpen om vast te stellen wanneer symptomen doorgaans beginnen en stoppen, zodat je een idee krijgt van wanneer je SSRI's misschien nodig hebt en wanneer je andere strategieën moet inschakelen die je kunnen helpen.

Plan van aanpak bij PMS en PMDD:

- Als jij het grootste deel van de zorgtaken of huishoudelijke klussen op je neemt – thuis of op je werk – of als je niet goed aangeeft wat je dwarszit, kaart deze ongelijkheid dan eens aan en vind een manier om over datgene te praten wat je keer op keer inslikt.
- Word heel erg goed in het zeggen van 'nee', 'dat doe ik liever niet' en 'ik kom er later nog op terug'.
- Eet op regelmatige basis en sla geen maaltijden over tijdens je luteale fase. Houd je bloedsuikerspiegel in balans door voldoende eiwit en gezonde vetten te eten.
- Schrap eten uit je dieet dat ontstekingen in het lichaam veroorzaakt (zie pagina 107).
- Als je symptomen hebt die wijzen op een laag oestrogeengehalte of een teveel aan oestro-

geen (zie pagina 135) en/of laag progesteron, volg dan de richtlijnen die daarop van toepassing zijn.

- Experimenteer met sport en rust in de periode voor je ongesteld wordt en kijk wat voor jou werkt.
- Overweeg om supplementen te slikken zoals magnesium, B-vitamines, omega 3-vetzuren en monnikspeper (vitex).
- Ga bij jezelf te rade of histamine-intolerantie (zie pagina 113) zou kunnen bijdragen aan je PMS/PMDD of dat de intolerantie je PMS/PMDD zelfs zou kunnen veroorzaken.
- Als je denkt dat je PMDD hebt, praat er dan over met je huisarts en vraag om een verwijzing om mentale ondersteuning te krijgen.

Menstruatiekramp (dysmenorroe)

Maar liefst 84 procent van ons heeft last van primaire dysmenorroe – menstruatiepijn die niet wordt veroorzaakt door een andere aandoening zoals endometriose of vleesbomen. Een kleine hoeveelheid lichte kramp in je onderbuik wordt gezien als normaal, maar het zou niet zoveel pijn moeten doen dat je moet stoppen waar je mee bezig bent of pijnstillers nodig hebt. Veel van ons hebben geleerd om te geloven dat menstruatiepijn veel voorkomt, dat het normaal is. Dat is het niet. We zijn niet slecht ontworpen, we worden niet gestraft voor Eva's zonde in de

Hof van Eden en je bent niet gedoemd om er de rest van je leven mee te moeten dealen. Als je bij de 50 procent hoort die menstruatiepijn beschrijft als hevig, blijf dan alsjeblieft niet lijden in stilte.

Waarom heb je zoveel pijn? Tegen het eind van je cyclus, net voor je menstruatie begint, begint je baarmoederslijmvlies af te breken en terwijl dat gebeurt komen er prostaglandinen vrij die voor samenknijpingen zorgen en het verlies van bloed tijdens je menstruatie beperken. Menstruatiepijn treedt op als er te veel prostaglandinen vrijkomen en de meeste menstrueerders die hevige kramp ervaren hebben er dan ook een verhoogde uitscheiding van.

Prostaglandinen zijn hormoonachtige stoffen die de pijnreceptoren van de pijnzenuwen prikkelen en de reactie op pijn verhogen. Dit leidt weer tot pijnlijke samentrekkingen en een verhoogd pijnsignaal in het brein. En alsof dat nog niet genoeg was, zitten ze ook nog achter de misselijkheid, het overgeven en het gedoe rondom ontlasting (*period poop*) waar je tijdens je menstruatie last van kunt hebben. Lekker dan.

Sommige menstrueerders hebben sterkere, abnormale samentrekkingen van de baarmoeder. Het gevolg daarvan is dat er intra-uteriene druk ontstaat en er minder zuurstof naar de samentrekkende spieren gaat, wat voor meer pijn zorgt. De samentrekkingen zijn even sterk als weeën richting het einde van een bevalling ervaren worden. Ik ben zelf iemand die extreme menstruatiepijn ervaarde én ik heb gebaard en ik kan je zeggen dat ik zonder twijfel het baren van een kind zou verkiezen boven dit soort menstruatiepijn.

Geneesmiddelen die hulp kunnen bieden zijn *nonsteroidal anti-inflammatory drugs* (NSAID's), pijnstillers zoals ibuprofen en naproxen, maar onderzoek wijst uit dat warmtetherapie in de vorm van een kruik, warmtekussen of warm bad net zo effectief kan zijn.

De pil wordt vaak aangeboden als eerstelijnsbehandeling bij menstruatiepijn, maar er zijn veel andere manieren om het te behandelen zonder terug te hoeven vallen op het onderdrukken van je complete reproductieve systeem – vergeet niet: de pil werkt doordat het je ovulatie voorkomt, en juist die ovulatie zorgt voor de productie van progesteron, een belangrijk hormoon als het aankomt op je gezondheid. Daarbij kan de pil een waslijst aan onprettige bijwerkingen met zich meebrengen.

Als je graag zwanger wil worden, raad ik sterk aan om je menstruatiepijn eerst onder controle te krijgen voor je het gaat proberen. Volgens traditionele Chinese geneeskunde zijn syndromen die schuilgaan achter menstruatiepijn betrokken bij vruchtbaarheidsproblemen en complicaties tijdens de zwangerschap of bevalling. Benut de fantastische mogelijkheid om alles op orde te krijgen voor je zwanger wordt, want dit zal zich niet alleen uitbetalen in verminderde menstruatiepijn, maar ook in gemakkelijker zwanger worden en bevallen.

Pijn is niet normaal. Pijn is een teken dat je lichaam om hulp vraagt. En pijnstillers, die vaak niet 100 procent noodzakelijk zijn, leggen die schreeuw om hulp het zwijgen op. Ik snap heus dat dat nou juist het doel van die pijnstillers is, maar kun je ze slikken en nog steeds luisteren naar waar je lichaam om vraagt in plaats van het verzoek te negeren?

Als je naar de huisarts gaat vanwege je menstruatiepijn zal je bekken hoogstwaarschijnlijk onderzocht worden op afwijkingen. Vaak is dat zo'n beetje het enige wat er gedaan wordt en in de meeste gevallen wordt de conclusie getrokken dat er niets afwijkends te vinden is en worden er sterkere pijnstillers aangeraden en/of hormonale anticonceptie. Als je na het lezen over endometriose en adenomyose verderop in dit boek denkt dat daarin de oorzaak ligt van de pijn die je ervaart, sta er dan op dat je dokter je doorverwijst voor verder onderzoek. Gemiddeld duurt het zevenenhalf jaar voor endometriose wordt gediagnosticeerd en soms kan dat oplopen tot wel twaalf jaar. Dat is onacceptabel.

Plan van aanpak bij menstruatiekramp:

- Rust of beweeg. Wekelijks sporten gedurende je hele cyclus zorgt voor minder pijn tijdens je menstruatie, maar hoe zit het met sporten als je ook echt aan het bloeden bent? Bij sommige cliënten zie ik dat hun menstruatieklachten (menstruatiepijn, stemmingswisselingen, hoofdpijn, etc.) verminderen als ze tijdens hun menstruatie sporten. Beweging kan helpen om hun energie te laten stromen en de blokkades op te heffen die volgens de traditionele Chinese geneeskunde achter de klachten schuilen. Terwijl sporten bij cliënten die tekorten hebben juist kan resulteren in uitputting tijdens en mogelijkerwijs zelfs na de menstruatie. Bij deze cliënten passen heilzame activiteiten zoals goed eten en uitrusten veel beter (ja, uitrusten is ook een activiteit. We zien het alleen niet zo, omdat we meer waarde hechten aan groei en beweging).

- Stoppen met roken. Zowel zelf roken als meeroken wordt in verband gebracht met menstruatiepijn, dus weg met die gewoonte.
- Verminder ontstekingen door minder suiker, alcohol en zuivel te consumeren of het helemaal uit je dieet te schrappen. Vooral in de tweede helft van je cyclus. Ik weet dat het veel gevraagd is, dus als je rustig wil beginnen en eerst een van de categorieën wil schrappen, kies dan voor zuivel. Mijn cliënten geven aan dat dat bijna direct een verschil maakt. Ze merken al verbetering binnen een tot drie cycli.
- Eet geen planten uit de nachtschadefamilie: witte aardappels, aubergines, paprika's en tomaten kunnen ontstekingen aanwakkeren bij mensen die hier gevoelig voor zijn. De bes-

te manier om erachter te komen of jij er ook gevoelig voor bent is door de nachtschadefamilie een aantal weken uit je dieet te schrappen. Kijk hoe je je voelt, voeg ze weer toe aan je dieet en check vervolgens hoe je erop reageert.

- Ga na of je een histamine-intolerantie zou kunnen hebben (zie pagina 113).
- Je kunt door je cyclus heen magnesium slikken (neem het in met voedsel). Magnesiumbisglycinaat wordt makkelijk opgenomen en leidt niet tot te zachte ontlasting. Magnesiumcitraat is iets minder opneembaar, maar kan darmbeweging verhogen, wat fijn kan zijn als je last hebt van constipatie (voel je aangesproken als je niet minimaal eens per dag poept). Magnesium is ook geweldig als je PMS (zie pagina 204), PCOS (zie pagina 260), migraine of slaapproblemen hebt.
- B-vitamines. B1 en B2 staan bekend om het verlichten van menstruatiepijn, maar het is beter om vitamine B-complex-tabletten te slikken waar alle B-vitamines in zitten. Ze zijn allemaal noodzakelijk voor de gezondheid en werken samen om dit te bereiken.
- Omega 3-vetzuren werken goed tegen ontstekingen en kunnen de werking van ibuprofen bij menstruatiepijn zelfs overtreffen.

- Curcumine is een molecuul dat in kurkuma zit en is nog zo'n krachtig antiontstekingsmiddel dat vooral van pas komt als je endometriose, adenomyose of zware menstruaties hebt. Kurkuma toevoegen aan je eten is niet voldoende om voor een significant verschil te zorgen, want maar 3 procent van kurkuma bestaat uit curcumine. Neem dus een supplement en doe dit tijdens een maaltijd, omdat het het best wordt opgenomen in combinatie met vet.
- NSAID's zoals ibuprofen werken door de productie van prostaglandinen te verlagen en kun je het best innemen zodra je menstruatie begint (als je pijnstillers gebruikt die volledig helpen is dat geweldig, maar wees je ervan bewust dat je jezelf er zonder die pijn waarschijnlijk toe dwingt om de hele dag te vullen met dingen die moeten gebeuren. Herinner jezelf er dus aan dat je een stapje terugdoet – zelfs als je geen pijn voelt is je lichaam enigszins aan het worstelen, het helpt om het wat rustiger aan te doen).
- Warmtetherapie (de chique beschrijving van een warm bad of een kruik) kan de doorbloeding verbeteren en pijn verlichten. Data uit twee klinische proeven lieten zien dat het net zo effectief kan zijn als een behandeling met NSAID's.

DE CYCLUS STRATEGIE

- Castoroliepakkingen op je onderbuik kunnen worden gebruikt om de bloedstroom door je bekken te verbeteren en menstruatiepijn te reduceren. In *De Cyclus Strategie* kun je lezen hoe je ze moet gebruiken.
- Acupunctuur, kruiden en lichamelijke therapieën, zoals fysiotherapie, reflexologie, en de Arvigo® Techniques of Maya Abdominal Therapy (ATMAT) (zie pagina 203) kunnen stuk voor stuk echte redders in nood zijn als het aankomt op menstruatiepijn.
- Je kunt essentiële oliën toevoegen aan een basisolie zoals amandelolie (extra vergine olijfolie en kokosolie uit je keukenkastje kunnen ook perfect werken). Als aromatherapeut neig ik naar de volgende oliën, omdat ze pijn en/of kramp verlichten, en/of het bloeden regelmatiger maken: zwarte peper, kamille, scharlei, venkel, jasmijn, jeneverbes, lavendel, mirre, marjolein, pepermunt, roos en rozemarijn.
- Melatonine innemen in de vorm van supplementen zorgt voor een vermindering in menstruatiepijn en een verbeterde nachtrust.
- Transcutane zenuwstimulatie (*transcutaneous electrical nerve stimulation*, TENS) klinkt als een martelmethode, maar het is een zenuwstimulator: een klein apparaat dat op batterijen werkt waar elektroden aan zitten die je

met pleisters op je onderbuik en onderrug aanbrengt. Zachte elektrische pulsen stimuleren het gebied waar je pijn hebt en reduceren de pijnsignalen die naar je ruggengraat en hersenen gaan en het stimuleert de productie van pijnverzachtende endorfine. Je kunt zelf de sterkte van de pulsen bepalen, normaal gesproken voelt het als een tinteling. Het is een redelijk goedkope optie en er zijn veel verschillende soorten tweedehands zenuwstimulatoren te koop, omdat ze vaak gekocht worden als natuurlijke pijnverzachter tijdens de bevalling. Als je op zoek bent naar een kleiner exemplaar dat makkelijk te verbergen is onder je kleding, dan is een TENS-apparaat dat Livia heet een discrete optie, al kost het wel meer geld.

- Orgasmes; zonder of met penetratie, samen met je geliefde of alleen, dat is allemaal aan jou. Ze helpen bij het vrijkomen van pijnverzachtende endorfine en oxytocine.
- Houd je baarmoeder warm. In de traditionele Chinese geneeskunde en in veel andere culturen over heel de wereld wordt er veel nadruk gelegd op het warmhouden van je voeten, buik en rug en het voorkomen van blootstelling aan kou of tocht (zeg maar dag tegen je crop tops en ballerina's). Ook zwemmen in

koud water tijdens je menstruatie of direct na een miskraam of geboorte wordt afgeraden. Ik heb geen wetenschappelijk onderzoek gevonden dat dit bewijst, maar zelf merk ik dat als ik dit advies opvolg het wel degelijk verschil maakt. Ik denk dat het goed is om dit soort culturele geschiedenis als waardevol te beschouwen in plaats van het af te schrijven als bakerpraat.

- Cannabidiololie (CBD-olie) komt uit de cannabisplant, maar je wordt er niet high van en raakt er niet van in een roes, zoals wanneer je wiet rookt – die high wordt namelijk veroorzaakt door een andere cannabinoïde die THC heet. Er is steeds meer bewustzijn rondom het potentiële medisch gebruik van CBD, zoals het inzetten als pijnbestrijding bij menstruatiepijn door het op de huid te smeren in de vorm van een crème of olie, of door het oraal in te nemen via een capsule of als vloeistof.
- Stop met die verschrikkelijke baan of verbreek die waardeloze relatie. Ik heb heel veel cliënten gehad die hun menstruatiekrampen volledig zagen verdwijnen nadat ze ontslag hadden genomen of uit een relatie stapten die niet voor ze werkte.

Endometriose

Endometriose is een aandoening waarbij weefsel dat lijkt op je baarmoederslijmvlies (maar dat niet is) zich buiten de baarmoeder bevindt. Het kan in de reproductieve organen zitten (baarmoeder, eileiders, eierstokken), de ligamenten die om de baarmoeder heen liggen, het buikvlies (het membraan dat je buik bedekt) of in de ruimtes tussen je blaas, baarmoeder/vagina en endeldarm. Het kan ook worden gevonden in de blaas, darmen en plekken in het lichaam die verder van de buikholte af liggen zoals het middenrif, de longen en in zeldzame gevallen in de ogen en hersenen.

Dat weefsel doorgaat elke maand hetzelfde proces als je baarmoederslijmvlies. Het wordt dikker, breekt af en gaat bloeden, maar dat bloed en weefsel kunnen het lichaam natuurlijk niet verlaten via de vagina, zoals wanneer je menstrueert. In plaats daarvan veroorzaakt het ontstekingen die resulteren in een toename in bloedtoevoer en opstopping, wat weer voor een immuunreactie kan zorgen en voor verklevingen en littekenweefsel. In vergevorderde gevallen kunnen organen die met weefsel en banden vastzitten aan het bekken, maar die wel enigszins kunnen bewegen, vast komen te zitten door littekenweefsel. Als er vervolgens alsnog beweging is – tijdens de ovulatie, seks of door samentrekkingen in de darmen – kan dat voor ondraaglijke pijn zorgen.

10 procent van alle vrouwen heeft endometriose. Symptomen kunnen zich tijdens de tienerjaren of pas later in

het leven ontwikkelen. Symptomen kunnen onder andere zijn: chronische bekkenpijn, pijnlijke menstruaties, pijnlijke seks, rugpijn, onvruchtbaarheid, gastro-intestinale klachten, een pijnlijke stoelgang, pijn tijdens het sporten, pijn aan de blaas en een verhoogde aandrang om te plassen/vaker moeten plassen, vermoeidheid, uitgeput zijn en depressie. Iemand met heftige endometriose kan weinig pijn hebben en iemand met lichte endometriose kan door de locatie van de schade – bijvoorbeeld als het naast een zenuw zit – lamgelegd worden door de pijn.

Het is zonder twijfel een aandoening die een enorme impact kan hebben op je dagelijks leven, werk en relaties en toch is het een aandoening waar artsen geen adequate training in krijgen om het te kunnen diagnosticeren en behandelen. Het is schrikbarend dat het gemiddeld zes tot twaalf jaar duurt voor iemand gediagnosticeerd wordt na het voorleggen van de ervaren symptomen terwijl het veel voorkomt in alle demografische groepen.

Je zorgverlener kan dingen opmerken die doen vermoeden dat er sprake is van endometriose, bijvoorbeeld door een bekkenonderzoek en scans, maar het kan niet door je huisarts worden gediagnosticeerd. Endo (zoals het vaak genoemd wordt) kan alleen worden vastgesteld door middel van laparoscopie – een kijkoperatie waarbij er twee kleine sneetjes onder in de buikwand en vlak bij de navel gemaakt worden. De laparoscoop wordt daar met een camera in de buik ingebracht zodat je organen in het bekken en mogelijke endometriose bekeken kunnen worden.

Deze operatie wordt bij voorkeur uitgevoerd door een chirurg die bekwaam is in het uitsnijden, zodat als er endo verwijderd moet worden, dit zo goed mogelijk gebeurt. Als het aankomt op operatieve ingrepen zijn er twee opties: chirurgische excisie, waarbij de endometriose wordt uitgesneden, en ablatie, waarbij het wordt weggebrand. Over het algemeen wordt excisie uitgevoerd door zeer bekwame chirurgen. Door de jaren heen heb ik veel cliënten geholpen die meerdere ablatieoperaties hadden ondergaan waarbij de endo werd weggebrand, maar dit verminderde hun symptomen en pijn niet voor de lange termijn en het veroorzaakte vaak meer littekenweefsels en problemen. Ik ben dus een groot voorstander van één enkele, goed uitgevoerde operatie, als dat mogelijk is. Dat betekent dat je een zeer bekwame chirurg moet vinden en een manier waarop je door juist die arts behandeld kunt worden. Het liefst in een ziekenhuis waarbij de kosten gedekt worden door je zorgverzekering. Als het iemand is die ver uit de buurt werkt, zou dat kunnen betekenen dat je moet reizen. Het zou ook kunnen dat er meer dan één chirurg bij betrokken moet zijn, bijvoorbeeld als je endo hebt in je darmen of middenrif: plekken die buiten het gebied van je gynaecoloog vallen. Om aan te geven hoe lastig dit kan zijn: naar schatting is er maar een handjevol gynaecologen in het Verenigd Koninkrijk bekwaam genoeg om deze operatie uit te voeren en van de 400.000 gynaecologen in de vs zijn dat er maar zo'n 150. Voor een lijst met bekwame chirurgen en andere bronnen kan ik je de Facebookgroep 'Nancy's Nook Endometriosis Education' enorm aanraden. Daar kun je meer leren over endometriose en de behandelingsmogelijkheden (wees je er wel van bewust dat het een fantastisch educatieplatform is, maar geen supportgroep, gebruik de documenten en de zoekbalk!).

In eerste instantie kan een zwangerschap de pijn van endometriose verergeren, maar in sommige gevallen kan een zwangerschap de mate waarin symptomen ervaren worden verminderen door de enorme toename in de aanmaak van progesteron. Maar een zwangerschap 'geneest' je niet van endometriose en een hysterectomie ook niet. Een hysterectomie is alleen geschikt in bepaalde gevallen. Als de endometriose zich buiten de baarmoeder bevindt (wat vaak het geval is), is het logisch dat het niet opgelost kan worden door de baarmoeder te verwijderen. Door een achterhaalde kijk op de aandoening en een bijbehorende achterhaalde aanpak, ondergaan elk jaar ontelbaar veel mensen een onnodige hysterectomie.

Een operatieve ingreep is niet altijd noodzakelijk. Endometriose kan ook goed behandeld worden met het juiste dieet, acupunctuur en kruiden, en lichamelijke therapie. Het zou kunnen dat deze methodes jou voldoende helpen bij je symptomen. Ook zou je ze kunnen toepassen naast een operatie. Het hoeft geen of/of te zijn en het is belangrijk dat je datgene kiest wat het best bij jou past. Bij veel mensen houdt dat ook excisie in.

Hoewel medicatie bij sommige mensen met endo sommige symptomen kan onderdrukken, behandelt het de endo niet en fungeert het enkel als een soort pleister op een open wond. Hormonale anticonceptie houdt de groei van endo niet in toom, en bij sommige mensen neemt het toe. Dus zelfs als hun symptomen minder worden terwijl ze hormonale anticonceptie gebruiken, zijn ze er uiteindelijk nog erger aan toe als ze eenmaal met de hormonale anticonceptie stoppen. Medicatie zoals leuproreline onderdrukt de eierstokken. In wezen veroorzaken ze een soort menopauze. Ze kunnen afschuwelijke bijwerkingen hebben en niet gedurende langere tijd gebruikt worden. En ook hier geldt weer: ze behandelen niet daadwerkelijk de endo. De media vierden onlangs dat de Food and Drug Administration elagolix (merknaam ORILISSA) had goedgekeurd – het eerste nieuwe endomedicijn dat op de markt kwam in een decennium – maar ORILISSA wordt geproduceerd door AbbVie, hetzelfde farmaceutische bedrijf dat het patent heeft op Lupron® (leuprolide). Dat patent verloopt toevalligerwijs binnenkort, omdat het medicijn al tien jaar op de markt is. Als dat eenmaal gebeurt zullen er verschillende generieke vormen van Lupron® op de markt verschijnen die goedkoper zijn en dus was het nodig voor AbbVie om een 'verbeterd' nieuw medicijn te creëren, waar ze het patent op konden behouden.

Voor de duidelijkheid: hormonale methodes kunnen symptomen verbeteren, maar behandelen de endo zelf niet. Elke vorm van hormonale behandeling die de endo onderdrukt maakt het moeilijker om het te vinden en ver-

DE CYCLUS STRATEGIE

wijderen tijdens een operatie. Lang voordat je je operatie ondergaat, zul je dus met de chirurg moeten praten over het gebruik van hormonen zodat de chirurg je kan adviseren wanneer je zou moeten stoppen met de behandeling. Je vraagt je misschien af hoe iemand endo kan krijgen. Er bestaat alleen geen enkele theorie die alle gevallen verklaart. In 1927 kwam dokter John Sampson met de theorie dat retrograde menstruatie – waarbij menstruatiebloed terug het bekken en de eierstokken in gaat – de oorzaak is van endometriose. En hoewel dit een ontzettend gebrekkige theorie is, blijft het een veelvoorkomende theorie die populair is. De theorie blijft ervoor zorgen dat het managen van de aandoening wordt bemoeilijkt. Waarom is het gebrekkig? Zoals je net hebt gelezen bestaat endometriose uit weefsel dat lijkt op het baarmoederslijmvlies. Analyseer je het weefsel op microscopisch niveau, dan zie je dat het niet hetzelfde is. Bovendien komt retrograde menstruatie bij ongeveer 90 procent van alle menstrueerders voor, maar heeft maar 10 procent endo. En hoewel het zeldzaam is, komt endometriose ook bij cismannen voor. Het moge dus duidelijk zijn dat retrograde menstruatie niet de veroorzaker is van endometriose. Andere theorieën zijn: problemen die ontstaan tijdens de embryonale ontwikkeling, de migratie naar andere plekken in het lichaam van stamcellen die ervoor zorgen dat het baarmoederslijmvlies zich opnieuw opbouwt en het disfunctioneren van bepaalde genen. Er is zeker een genetische link. Als naaste familieleden het hebben is de kans groter dat jij het ook hebt. Er is ook een onderzoek dat bij 9 procent van de vrouwelijke foetussen endometriose vond. Dit suggereert dat mensen ermee geboren worden en dat het later in het leven door verschillende factoren aangewakkerd wordt, zoals het starten van de menstruatie en blootstelling aan chemicaliën zoals dioxines en xeno-oestrogenen (chemicaliën die oestrogeen nabootsen) in het milieu.

Als je endo hebt reageren je genen niet alleen te sterk op oestrogeen (wat voor meer groei van de endometriose zorgt), maar het weefsel van de endometriose maakt ook nog eens zelf oestrogeen aan. Mensen met endo zijn dus erg vatbaar voor de hormonale disbalans die een overschot aan oestrogeen veroorzaakt. En alsof dat nog niet genoeg is, worden progesteronreceptoren in de kiem gesmoord en de ontsteking van endocellen resulteert in een verminderde reactie van de receptoren op progesteron – het hormoon dat oestrogeen in toom houdt – wat verder bijdraagt aan een overschot. Dit is waarom het toedienen van progesteron als behandelmethode zelden werkt. De progesteronreceptoren reageren er niet op.

Dit alles kan voelen als een somber scenario, maar er zijn wel degelijk dingen die kunnen helpen. Zoek het protocol rondom een teveel aan oestrogeen op pagina 135, verbeter je darm- en leverfunctie, bekijk het stuk over support bij endometriose in Meer info en zorg ervoor dat je wordt bijgestaan door een topteam (natuurgeneeskundige, acupuncturist, fysiotherapeut).

Plan van aanpak bij endometriose:

- Endometriose kan alleen worden gediagnosticeerd via een kijkoperatie en als er endo wordt gevonden tijdens de operatie zal het worden verwijderd. Je wil dus dat de operatie wordt uitgevoerd door iemand die bekwaam is in excisies. Je kunt een lijst met chirurgen vinden in de bestanden van de 'Nancy's Nook'-Facebookgroep. Je vindt daar ook een enorme hoeveelheid informatie over hormonale medicatie en hysterectomie en hoe je je kunt voorbereiden op en herstellen van een operatie.
- De suggesties in het stuk over pijnlijke menstruaties kunnen ook van toepassing zijn op het behandelen van endo, en het is cruciaal dat je een teveel aan oestrogeen aanpakt en ontstekingen vermindert, aangezien endo oestrogeen veroorzaakt en endo wordt verergerd door een teveel aan oestrogeen en ontstekingen.
- Onderzoek suggereert dat het gebruik van CBD-olie een bijzonder nuttige strategie kan zijn voor mensen met endo, omdat het zowel de pijn kan behandelen als de verspreiding van de aandoening.
- Een tekort aan vitamine D wordt gelinkt aan endo en een bloedtest kan uitwijzen of je je vitamine D wel of niet aan zou moeten vullen.

- Elk soort voeding waar gluten in zit uit je dieet schrappen kan je symptomen drastisch doen afnemen. Er is een onderzoek uitgevoerd waarin vrouwen met endo die gediagnosticeerd waren met coeliakie – een ernstige glutenallergie – een jaar lang op een glutenvrij dieet werden gezet. 75 procent van de deelnemers gaf een aanzienlijke verlichting in pijn aan.
- Blijf uit de buurt van vlees en zuivel waar veel hormonen in zitten. Je eigen hormonen in balans houden is al moeilijk genoeg zonder er ook nog hormonen aan toe te voegen die uit dieren komen die ermee volgestouwd zijn. Ga voor grasgevoerd biologisch vlees en zuivel.
- Supplementen die je zou kunnen overwegen zijn omega 3-vetzuren, curcumine, magnesium en vitamine B-complex.

Adenomyose

Adenomyose is een aandoening aan de baarmoeder waarbij weefsel dat normaal gevonden wordt in het baarmoederslijmvlies (het endometrium) terug wordt gevonden in diepliggend spierweefsel (het myometrium). Dit veroorzaakt symptomen zoals pijn en abnormaal veel bloeden. De symptomen van adenomyose en die van endo overlappen elkaar vaak en de twee kunnen ook naast elkaar bestaan. Naar schatting heeft zo'n 20 tot 35 procent van alle mensen met een baarmoeder er last van, maar het is

DE CYCLUS STRATEGIE

onzeker hoe vaak het nou echt voorkomt, aangezien het moeilijk is om de definitieve diagnose te krijgen. Er kan een aanname worden gedaan dat er sprake is van adenomyose na een echo of door uitslagen van een MRI, maar er zijn mensen met adeno waarbij de beelden er normaal uit lijken te zien. Helemaal betrouwbaar zijn deze manieren dus niet om het te kunnen diagnosticeren.

Er kan een stukje weefsel weggenomen worden tijdens een biopt om te onderzoeken of er tekenen zijn dat je adenomyose hebt. Maar tenzij het stukje weefsel weg wordt gehaald uit een gebied dat aangetast is, kan het niet gebruikt worden om vast te stellen of je het wel of niet hebt, en de procedure zelf kan adenomyose juist veroorzaken. De enige manier om een definitieve diagnose te krijgen is door een hysterectomie, zodat de hele baarmoeder onderzocht kan worden – niet bepaald ideaal.

Wat adenomyose precies veroorzaakt is onduidelijk, maar er zijn risicofactoren bekend, zoals operaties aan de baarmoeder, een keizersnede en oestrogeendominantie. Het is hierbij wel goed om te vermelden dat er ook veel tieners zijn die nooit seks hebben gehad, laat staan dat ze zwanger zijn geweest, die adenomyose hebben. Het wordt dus niet altijd veroorzaakt door operaties of een zwangerschapsafbreking.

Medicijnen die hormonen onderdrukken zoals de combinatiepil, een Mirena®-spiraaltje, hoge doses progestageen en andere vormen van hormoononderdrukkers kunnen worden gebruikt om de symptomen te verlichten, maar ze hebben vaak bijwerkingen en sommige kunnen niet gedurende langere tijd gebruikt worden. Chirurgische excisie, waarbij het gebied dat aangetast is wordt verwijderd, kan – als de aandoening duidelijk is vastgesteld na een echo of MRI – soms worden voorgesteld, maar dit is een vorm van chirurgie waar hoge bekwaamheid voor nodig is. Het kan leiden tot ernstig bloedverlies, weinig behaald resultaat rondom vermindering van pijn en hoewel zwanger worden na een dergelijke operatie zeldzaam is, kan er als er toch een zwangerschap optreedt meer kans zijn op complicaties. Op dit moment blijft hysterectomie de enige volledige manier om adenomyose te verhelpen, maar alle suggesties rondom dieet, levensstijl en behandelingsmogelijkheden die je terugvindt in de stukken over menstruatiepijn en endometriose kunnen wel helpen om symptomen te verbeteren.

Geen menstruaties (amenorroe)

Zwangerschap, borstvoeding, de menopauze en sommige varianten van hormonale anticonceptie kunnen ervoor zorgen dat je menstruatie stopt, maar als je meer dan drie maanden niet ongesteld wordt en geen van de bovengenoemde oorzaken op jou van toepassing is, dan is het belangrijk om te onderzoeken wat er aan de hand is (en heb je nog geen zwangerschapstest gedaan, dan is het goed om die te doen om die optie af te kunnen schrijven). Er zijn twee verschillende soorten amenorroe: primaire amenorroe, wat betekent dat je nog nooit ongesteld bent geworden, en secundaire amenorroe, wat inhoudt dat je ongesteld bent geweest, maar het nu niet meer wordt. Ik ga me hier richten op secundaire amenorroe, omdat ik dat vaak tegenkom in mijn praktijk. Secundaire amenorroe kan veroorzaakt worden door:

- Medicijnen die invloed hebben op je reguliere cyclus zoals antidepressiva, antipsychotica, medicatie rondom bloeddruk en allergie en natuurlijk hormonale anticonceptie.
- Het syndroom van Asherman. Een aandoening waarbij littekenweefsel opbouwt in de baarmoeder (vaak als gevolg van een verwonding). Dit weefsel kan de normale opbouw van de cyclus en de afscheiding van het baarmoederslijmvlies tegenhouden.
- Een hypofysetumor kan je cyclus onderdrukken door een hormoon af te scheiden dat prolactine heet (een hypofysetumor is bijna altijd goedaardig).
- Prematuur ovarieel falen. Een verontrustende aandoening waarbij de eierstokken voor je veertigste ophouden te functioneren en de menopauze vroegtijdig wordt ingezet.
- Een overactieve of trage schildklier.
- Een aandoening die hypothalamische amenorroe (HA) heet, waarbij de hypothalamus in je brein het afscheiden van het *gonadotropin-*

releasing hormone (GnRH) doet verminderen of stopzet. GnRH is het hormoon dat het begin van de menstruatiecyclus doet starten. HA komt vaak voor als er gestopt wordt met het slikken van de pil, omdat je hypothalamus is gestopt met communiceren met je eierstokken toen je nog aan de pil was. Het kan even duren voor de communicatie weer op gang komt. HA komt ook voor als er iets mis is rondom dieet/beweging/stress.

- Polycysteus ovariumsyndroom (PCOS) is een hormonale afwijking die de ovulatie verstoort en die lange, onregelmatige cycli kan veroorzaken (zie pagina 260 voor meer details).

Ik heb veel vrouwen behandeld bij wie de menstruatie was verdwenen; sommigen wachtten op het terugkeren van hun cyclus nadat ze van de pil af waren gegaan en anderen werden een, twee of zelfs tien jaar gewoon niet ongesteld, en in de meeste gevallen was de reden van het uitblijven van de menstruatie hypothalamische amenorroe of PCOS. Verderop zal ik PCOS behandelen, dus laten we ons nu eerst richten op hypothalamische amenorroe (HA).

Als er geen regelmatige cyclus is, zullen veel huisartsen aanraden om aan de pil te gaan om weer ongesteld te worden. Het probleem hiervan is dat je helemaal niet ongesteld wordt als je aan de pil bent, omdat het voorkomt dat je ovuleert. Het enige wat je hebt zijn onttrekkingsbloedingen. Je krijgt onttrekkingsbloedingen door de snelle daling in hormonen die optreedt op dagen dat je tijdelijk geen pil slikt (of placebopillen) of als je je anticonceptiepleister of NuvaRing® verwijdert. Het regelmatig afscheiden van het baarmoederslijmvlies is belangrijk, omdat het je kans op baarmoederkanker verlaagt, maar de voorkeur gaat uit naar echt ongesteld worden, zodat je alle gezondheidsvoordelen meepakt die samengaan met ovulatie. Wat ik net al zei: als je menstruatie verdwijnt is het belangrijk dat je hormonale systeem weer begint te communiceren. Als je de pil slikt stop je de communicatie juist weer. Dat gaat niet helpen en het kan zelfs je herstel van HA in de weg staan.

Overleving zal het altijd winnen van voortplanting, dus als je lichaam bepaalt dat het niet veilig of gezond is om zwanger te worden, zullen je hersenen aan je eierstokken laten weten dat ze de winkel mogen sluiten. Je zult dan niet ovuleren en ook niet ongesteld worden. Dit kan gebeuren als je gedurende langere tijd veel stress hebt of als je lichaam het idee heeft dat het in de spaarstand moet, omdat dit niet het ideale moment is om een mens te laten groeien vanwege een van de volgende scenario's:

- Je eet niet genoeg, of je eet niet genoeg van het soort eten dat je lichaam nodig heeft; je lichaam heeft eiwitten, vet en koolhydraten nodig om hormonen aan te maken, dus als je een dieet volgt met weinig vet/calorieën/eiwitten/koolhydraten, heeft je lichaam moeite met het produceren van reproductieve hormonen. Je lichaam interpreteert een dieet dat tekortschiet als een signaal om in de spaarstand over te schakelen.

- Je slaat maaltijden over, hebt een eetstoornis of eet niet regelmatig genoeg om alle verbrande energie aan te vullen; je kunt een fantastisch gezond dieet volgen vol vet en eiwitten, maar als je aan CrossFit doet of vijf dagen per week traint voor de marathon, dan zou het kunnen dat je – waar het aankomt op je reproductieve gezondheid – te veel doet.

Als je niet meer ongesteld wordt is het heel erg belangrijk om vast te stellen hoe dat komt. Vooral als je erachter wil komen of je met HA of met PCOS te maken hebt. Is het HA, dan zul je vaak meer moeten gaan eten en minder moeten sporten, maar bij PCOS is afvallen een van de beste manieren om je symptomen te verbeteren. Je wil het één dus niet verwarren met het ander en de problemen per ongeluk verergeren doordat je een verkeerd behandelplan volgt. Om tot op de bodem uit te spitten waarom je bent gestopt met bloeden en om samen met een behandelaar een geschikt behandelplan te ontwikkelen, zal je huisarts hoogstwaarschijnlijk de volgende hormoonwaardes testen: schildklierstimulerend hormoon (TSH – zie het kader op pagina 239), prolactine, FSH, LH, testosteron en een eiwit dat sex hormone-binding globulin (SHBG) heet.

Deze eerste ronde tests is vaak voldoende om een idee te krijgen van waarom je amenorroe hebt. Verder onderzoek kan uitgevoerd worden om meer informatie te verkrijgen over wat er precies aan de hand is. Een normale TSH-waarde kan hypothyreoïdie alleen uitsluiten als er geen signalen of symptomen zijn die wijzen op een disfunctionerende hypothalamus-hypofyse-ovarium-as (HHO-as) en als je menstruatie uitblijft is dat duidelijk een teken dat er iets misgaat in de communicatie van de HHO-as. Dat maakt een uitgebreidere schildkliertest dus noodzakelijk (zie pagina 239).

Plan van aanpak bij amenorroe:

- Eet meer! Vooral eiwitten en gezonde vetten, zodat je die kunt gebruiken om hormonen aan te maken. Als je huidige dieet weinig of geen koolhydraten bevat, zorg dan dat je de inname ervan verhoogt. Ik raad cliënten met hypothalamische amenorroe (HA) meestal aan om elke 2,5 tot 3 uur te eten. Ga voor drie maaltijden per dag plus gezonde tussendoortjes met eiwitten, zodat je lichaam de boodschap krijgt dat voedsel niet schaars is. Op die manier heb je voldoende energie om een menstruatiecyclus te hebben. Een toename van je *body mass index* (BMI) wordt geassocieerd met het terugkomen van je menstruatie.

- Sport minder intensief en frequent. Concentreer je op herstellende oefeningen die je stresshormonen in evenwicht brengen en waarmee je energie opbouwt, zoals rustige yoga, tai chi, qi gong, zwemmen of gewoon lekker wandelen. In dit geval is minder echt meer.
- Richt je vooral op wat je eet en hoeveel je eet, maar het gebruik van supplementen zoals magnesium, zink en een kruid genaamd vitex agnus-castus (monnikspeper) kan ook ondersteunend zijn.
- *Seed cycling* (zie *De Cyclus Strategie*) kan ook helpen om je optimale hormoonspiegels weer terug te krijgen.
- Probeer met acupunctuur, kruiden en ATMAT® je cyclus weer terug te krijgen.
- Zet zelfzorg bovenaan je prioriteitenlijstje, vooral als je wil dat je menstruatie terugkeert.

Een kanttekening bij schildkliertesten

Schildkliertesten kosten geld en veel artsen evalueren de schildklierfunctie door alleen te testen op schildklierstimulerend hormoon (TSH). Dat is het hormoon dat door de hypofyse in je hersenen wordt afgegeven. Het stimuleert je schildklier om schildklierhormoon af te geven. Bij een normale schildklierfunctie babbelen je hypofyse en schildklier nonchalant over en weer en houden ze samen de boel draaiende zoals het hoort. Maar als de schildklierfunctie niet optimaal is, moet je hypofyse schreeuwen om 'm op gang te krijgen, en dat doet je hypofyse door grotere hoeveelheden TSH af te scheiden. Een hoog TSH-gehalte in je bloed geeft dus aan dat je hypofyse knetterhard aan het werk is om te compenseren voor je niet zo best functionerende schildklier. Is je TSH laag, dan kan het zijn dat je te veel schildklierhormonen produceert en dat je hypothyreoïdie hebt. Maar wat als dat normaal is? Welnu, als het gaat om het testen van TSH, is wat als 'normaal' wordt beschouwd controversieel. Veel professionele zorgverleners zijn van mening dat het normale TSH-bereik van 0,4-4,5 mU/L te ruim is. Onderzoeken suggereren dat de bovengrens moet worden verlaagd. Er is een groeiende consensus dat een bereik van 0,4-2,5 mU/L als normaal zou moeten worden gezien voor TSH, vooral als het gaat om het bereiken van positieve resultaten omtrent vruchtbaarheid en zwangerschap. Als je TSH hoog is, is dat een teken dat je schildklier traag is (hypothyreoïdie). Maar wat als je TSH-resultaat binnen het aangepaste bereik valt? Betekent dat dan dat je schildklier lekker gaat? Misschien wel, misschien niet.

Zodra TSH de boodschap aan je schildklier doorgeeft dat het de productie van hormonen moet verhogen, produceert het vier verschillende typen hormonen, die hartstikke handig T1, T2, T3 en T4 worden genoemd. Het belangrijkste hormoon dat je schildklier produceert, is T4. Laat je arts naast TSH nog een test doen, dan gaat het waarschijnlijk om je vrije T4 (FT4). Waarom is het 'vrij'? Het grootste deel van je schildklierhormoon is gebonden aan transporteiwitten in het bloed. Slechts het kleine percentage 'vrije' schildklierhormonen kan een effect teweegbrengen in het lichaam en voor problemen zorgen. Daarom is het logisch om de vrije schildklierhormonen te testen, toch? Een hoog FT4-gehalte kan duiden op een overactieve schildklier en een laag niveau duidt op een traag werkende schildklier.

Maar als de waarden van je TSH en FT4 normaal zijn, *kun je nog steeds hypothyreoïdie hebben*. Om er gebruik van te kunnen maken, moet T4 eerst worden omgezet in vrij T3 (FT3), dus als je laboratoriumresultaten aantonen dat je FT3 laag is, kan het zo zijn dat de symptomen van hypothyreoïdie er zijn omdat je T4 niet goed converteert. Er is ook een andere inactieve vorm van schildklierhormoon, namelijk reverse T3 (RT3), dat zich kan hechten aan de receptoren voor FT3 en ze zo kan blokkeren. RT3 functioneert op die manier als een soort rem, een handig mechanisme in tijden van stress of ziekte, als je lichaam je metabolisme wil vertragen zodat je je energie kunt gebruiken om te genezen in plaats van dat het naar je spieren gaat om te bewegen. Als je RT3 hoog is, converteer je waarschijnlijk te veel T4 naar RT3 in plaats van naar vrij T3. Dit resulteert in symptomen van hypothyreoïdie, ook al zijn de waarden van je TSH en T4 normaal.

Oké, wat als de waarden van je TSH, FT4, FT3 en RT3 allemaal normaal blijken? Betekent dat dan dat je veilig zit? Niet helemaal. Je resultaten zijn dan misschien goed, maar ze kunnen daarbij de aanwezigheid van antistoffen tegen je schildklier aantonen. En dat is een marker en voorspeller van een auto-immuunziekte die de ziekte van Hashimoto wordt genoemd. Test je positief op schildklierantistoffen tijdens de zwangerschap, dan suggereert dat subklinische hypothyreoïdie en heb je een verhoogd risico op het ontwikkelen van post-partumhypothyreoïdie.

Hypothyreoïdie komt veel voor bij vrouwen, maar vermoedelijk wordt het niet voldoende gediagnosticeerd, ondanks het feit dat het vaak resulteert in vruchtbaarheidsproblemen, herhaalde miskramen (omdat je lichaam tijdens een zwangerschap meer behoefte heeft aan schildklierhormonen), depressie en obesitas. Over het algemeen wordt er gesteld dat 1 tot 2 procent van de bevolking hypothyreoïdie heeft, dat het 8 tot 10 keer vaker voorkomt bij vrouwen en dat de kans dat je het hebt toeneemt naarmate je ouder wordt. Maar een recent grootschalig Noors onderzoek suggereert dat de prevalentie hoger ligt. Van de ondervraagde vrouwen gaf 9 procent aan eerder een diagnose van een schildklieraandoening te hebben gekregen, waarvan hypothyreoïdie de helft uitmaakte (4,8 procent). Uit een onderzoek uit Colorado bleek dat er bij 9,5 procent van de deelnemers sprake was van een verhoogde TSH-waarde (> 5,1 mU/L); een indicator voor hypothyreoïdie.

Als je klachten hebt die wijzen op een disfunctie van je schildklier, zoals hieronder opgesomd, neem dan contact op met je huisarts en vraag om uitgebreide schildkliertesten. Als je TSH- en T4-resultaten 'normaal' zijn en je huisarts niet bereid is verdere testen uit te voeren waarvan jij wil dat ze gedaan worden, overweeg dan om over te stappen naar een andere huisarts. Eventueel kun je als particulier ook de tests laten doen, als je dat financieel kunt dragen. Voor hulp bij het verkrijgen van een diagnose en het werken met je arts kun je terecht op www.schildklier.nl. Symptomen van hypothyreoïdie zijn onder andere:

- vermoeidheid, vooral bij het wakker worden. In de loop van de dag kan het beter worden
- gewichtstoename waar je maar niet vanaf komt
- een hoog cholesterol
- het koud hebben, of koude handen en voeten hebben

- vocht vasthouden of gezwollen enkels
- minder zweten
- depressie
- droge, ruwe huid
- droog haar
- dunne, broze nagels
- haarverlies, vooral het buitenste deel van je wenkbrauwen en/of je wimpers
- weinig zin in seks
- een stoelgang die onafgemaakt lijkt, of maar minder dan één keer per dag voorkomt
- snel buiten adem zijn
- hartkloppingen
- slapeloosheid
- tintelingen in handen en voeten
- spier- of gewrichtspijn of slechte spierspanning (sinds wanneer is het zo moeilijk om een fles wijn open te trekken?)
- terugkerende hoofdpijn of migraine
- duizeligheid
- concentratieproblemen, hersenen voelen traag aan
- trage reflexen
- gemakkelijk blauwe plekken krijgen
- zware menstruaties
- onvruchtbaarheid
- miskraam

Dit kan worden veroorzaakt door:

- de ziekte van Hashimoto (auto-immuunziekte)
- jodiumtekort
- een goedaardig gezwel op de hypofyse dat de TSH-productie beïnvloedt (dit is een relatief zeldzame oorzaak)
- schildklieroperaties en radiotherapie kunnen de productie van schildklierhormonen doen afnemen of stopzetten
- stress en hoge cortisolspiegels die TSH onderdrukken
- hormoonontregelende chemicaliën
- goïtrogenen
- tekorten aan vitamines en mineralen

Symptomen van hyperthyreoïdie zijn gewichtsverlies, een snelle of onregelmatige hartslag, hartkloppingen, je nerveus of angstig voelen, slapeloosheid, dunne ontlasting, kortademigheid, je moe en zwak voelen, stuiptrekkingen of trillen, gevoeligheid voor warmte en een zwelling in je nek, veroorzaakt door een vergrote schildklier (struma).

Je kunt je schildklier een duwtje in de goede richting geven door:

- je spijsvertering te verbeteren. Een lekkende darm (zie pagina 111) kan problemen veroorzaken met de schildklier, dus haal problematisch voedsel uit je dieet en drink wat bottenbouillon om je darmen te helpen genezen.
- uit te zoeken of je een glutenintolerantie hebt.
- een voedzaam dieet te volgen en goed op je eten te kauwen.
- je mobiele telefoon weg te leggen. Maar twee uur schermtijd per dag kan je TSH doen stijgen en je T4 doen afnemen.
- een goede slaaphygiëne nastreven (zie pagina 185). Minder dan zes uur slaap per nacht wordt gelinkt aan een daling van TSH en T4.
- een disbalans in de bijnieren aan te pakken, omdat zowel te veel als te weinig cortisol de schildklierfunctie kan beïnvloeden.
- cafeïne te vermijden.
- hormoonontregelaars in de omgeving te vermijden.
- veel buiten te zijn en zon te pakken.
- je vitamine D te laten testen, en aan te vullen als deze te laag is. Een laag vitamine D-gehalte wordt gelinkt aan een stijging van schildklierantistoffen bij patiënten met de ziekte van Hashimoto.
- sporten kan helpen om de schildklierfunctie te herstellen, maar te veel sporten kan juist corti-

> solverhogend werken en laat dát nou net de schildklierhormonen weer negatief beïnvloeden.
> - actief bezig gaan met het verminderen of wegnemen van stressfactoren.

Korte en lichte menstruaties

Een menstruatie die minder dan twee dagen duurt, wordt beschouwd als kort. Maar omdat in de traditionele Chinese geneeskunde een korte en lichte menstruatie kan wijzen op tekorten, werk ik liever met een strengere voorwaarde: een korte menstruatie is er een die minder dan drie dagen duurt en/of bestaat uit een lichte bloeding die roze van kleur is in plaats van rood.

'Mijn menstruatie was vroeger altijd ongelooflijk zwaar en heftig, en soms lekte ik door, maar in de afgelopen jaren zijn ze enorm verbeterd. Ze zijn nu heel licht – vaak is er nauwelijks iets te zien – en ik bloed maar een paar dagen.' Dat vertelde Jess me toen ik net met haar begon te werken. Ze probeerde zwanger te worden en dat duurde nu al een tijdje, dus ze hoopte dat ik haar kon helpen haar vruchtbaarheid te ondersteunen. Het was niet in haar opgekomen dat haar lichte, korte menstruaties een teken konden zijn dat haar menstruatiecyclus niet optimaal was. Korte en lichte menstruaties komen vrij vaak voor in mijn kliniek. Ze duiden op een tekort dat kan optreden na eerder zwaar bloedverlies (zware menstruatie, zwangerschapsverlies, bevalling, operatie), langdurig gebruik van de anticonceptiepil, niet genoeg voedzaam eten en te hard werken/sporten/feesten.

Nogmaals, het is de moeite waard om een zwangerschapstest te doen, want een menstruatie die plotseling lichter is dan normaal kan een indicator zijn voor zwangerschap. Het kan ook zijn dat je vorige cyclus er een was zonder eisprong (een anovulatoire cyclus) wat tot gevolg kan hebben dat ook de menstruatie een beetje afwijkt. Als je niet zeker weet of je ovuleert of niet, kun je je BBT gedurende je hele cyclus volgen. Het is ook goed om je oestrogeen- en ijzerniveau te laten controleren, omdat een te laag gehalte van (een van) beide de juiste opbouw en het opzwellen van het baarmoederslijmvlies kan belemmeren, waardoor verderop in je menstruatiecyclus je menstruaties lichter en korter kunnen zijn.

Is je menstruatie altijd al aan de korte kant geweest, dan is er waarschijnlijk niets mis. Het is normaal voor jou. In mijn kliniek valt het me op dat de cliënten die altijd al korte en lichte menstruaties hebben gehad, en die volgens de traditionele Chinese geneeskunde tekenen van tekorten laten zien, over het algemeen al jarenlang vegetariërs of veganisten zijn. Ik ben niet tegen vegetarisme of veganisme – sterker nog, ik was zelf acht jaar vegetariër – maar soms vraag ik me af hoe geschikt die manier van eten is voor sommigen van mijn cliënten. En inderdaad, ik ben vatbaar voor tekorten.

Lange en/of zware menstruaties

Ik zou je hier kunnen vertellen hoeveel milliliter bloed je moet verliezen om onder de noemer 'zware menstruatie' te vallen, maar ik denk dat dat niet erg nuttig is. Als je zware menstruaties hebt, dan ben je daar waarschijnlijk allang van op de hoogte, want:

- je maandverband of supertampon is in no time verzadigd
- je moet 's nachts opstaan om de boel te verschonen of te verwisselen
- waarschijnlijk gebruik je een dubbele beschermingslaag; én tampons én maandverband of period underwear
- je lekt nogal eens door
- er zitten grote stolsels in het bloed dat je verliest
- je verlaat liever niet je huis, want alles rondom je menstruatie is makkelijker te fixen als je thuis bent, in de buurt van je eigen vertrouwde wc
- je voelt je erg moe door overmatig bloedverlies, dat wordt geassocieerd met bloedarmoede

Zware menstruaties hebben als onderliggende oorzaak vaak een hormonale disbalans van ofwel een teveel aan oestrogeen ofwel een tekort aan progesteron. Daarom zijn het ook vaak adolescenten en mensen in de perimenopauzale jaren van hun leven die er last van hebben. Allebei levensfases waarin je meer kans hebt op een teveel aan oestrogeen in verhouding tot je progesterongehalte, omdat je minder vaak ovuleert en daardoor onvoldoende progesteron aanmaakt. Slechts 20 tot 45 procent van de adolescenten heeft in het eerste jaar van hun menstruatie ovulatoire cycli. Dit cijfer loopt op tot 75 procent in de eerste vijf jaar, dus het kan even duren voordat alles in evenwicht is.

Bij menstruerende tieners zijn bovendien de hormoonreceptoren die oestrogeen in het bloed detecteren nog extra gevoelig, omdat ze moeten wennen aan de aanwezigheid ervan. De oestrogeendominantie die vaak achter zware menstruaties zit, houdt ook verband met aandoeningen als endometriose, adenomyose en vleesbomen, dus het is een belangrijke factor om aan te pakken.

Bij mensen met hevige bloedingen is aan het begin van de menstruatie vaak ook sprake van een verhoogde prostaglandineproductie in het baarmoederslijmvlies. Prostaglandines zijn top, ze helpen de baarmoeder samentrekken en zo het slijmvlies uit te scheiden, maar bij een teveel aan prostaglandines veroorzaken ze ontstekingen en pijn. Dat verklaart waarom mensen met zware menstruaties ook vatbaarder zijn voor hevige krampen. Het verklaart eveneens waarom niet-steroïde ontstekingsremmende geneesmiddelen (NSAID's) en het volgen van een ontstekingsremmend dieet (zoals het dieet dat ik op pagina 109 heb beschreven) kunnen helpen zware bloedingen te verminderen en menstruatiepijn te verlichten. Het gebruik van NSAID's zoals ibuprofen kan het bloedverlies met 20 tot 40 procent verminderen.

Zware menstruaties kunnen ook een teken zijn van hypothyreoïdie en een bloedstollingsstoornis genaamd de ziekte van Von Willebrand, die het stollen van je bloed belemmert en zo kan resulteren in zware menstruaties, is goed voor ongeveer 20 procent van de gevallen. Als je altijd zware menstruaties hebt gehad en vooral als je een geschiedenis hebt van langdurige bloedingen na een tandheelkundige ingreep, of zwaar bloedverlies na een bevalling of een operatie, vraag je huisarts dan om te testen op de ziekte van Von Willebrand, trombocytopenie (een tekort aan bloedplaatjes) en defecten in de bloedplaatjesfunctie, aangezien dergelijke stollingsstoornissen niet zo zeldzaam zijn als over het algemeen wordt aangenomen en ze kunnen worden behandeld met geneesmiddelen die helpen het bloeden te stoppen. Sommige mensen die het koperspiraaltje of de prikpil gebruiken als anticonceptie ervaren soms ook periodes waarin hun bloedingen zwaarder zijn en/of langer duren dan normaal. Dat geldt meestal voor het eerste jaar van gebruik, mogelijk als gevolg van vaatveranderingen in de baarmoeder. Een menstruatie die langer duurt kan duiden op een anovulatoire cyclus (ik weet het, die anovulatoire cycli kunnen de boel echt door de war gooien). Heb je een zware menstruatie, terwijl dat normaliter niet het geval is, dan kan het ook zijn dat je zwanger was en een miskraam doormaakt.

Op het moment dat je menstrueert, moet je lichaam een evenwicht vinden tussen je bloed voldoende vloeibaar houden zodat het kan wegvloeien en voldoende laten stollen zodat je niet buitensporig veel bloedt. Dat doet het door anti-stollingseiwitten vrij te maken (eiwitten die de bloedstolling stoppen), en als het bloedverlies ernstig is, zullen er stolsels ontstaan om het bloedverlies te beperken. Die stolsels zijn vaak talrijk en ze zijn meer dan eens vrij groot. Ze kunnen ook ontstaan als het bloed zich verzamelt in de vagina (als je bijvoorbeeld ligt te slapen) of in je baarmoeder (wanneer een aandoening zoals adenomyose het samentrekken van de baarmoeder belemmert, of als er vleesbomen of poliepen in de baarmoederholte zijn gegroeid die de bloedstroom hinderen). Heb je het vermoeden dat er buitensporig veel stolsels in je menstruatiebloed zitten, neem dan contact op met je huisarts.

Hormonale anticonceptie zoals de pil en de Mirena®-spiraal worden vaak voorgesteld om zware menstruaties te behandelen, en hoewel ze het bloedverlies zeker kunnen verminderen (zelfs tot 90 procent met de Mirena®), behandelen ze niet de oorzaak. Je hebt niks aan deze oplossingen als je hormonale anticonceptie wil vermijden of graag zwanger wil worden. Bij sommige mensen die hormonale anticonceptie gebruiken wordt de menstruatie zelfs zwaarder, of ze hebben doorbraakbloedingen, wat betekent dat ze bloeden buiten de tijd dat ze hun onttrekkingsbloedingen hebben (ook wel: tussentijds bloedverlies).

Tranexaminezuur, een medicijn dat tijdens de menstruatie in pilvorm wordt ingenomen, helpt het bloed stollen en voorkomt ernstig bloedverlies. Het middel is controversieel, omdat het ook de ontwikkeling van bloedstolsels verhoogt (het soort dat een bloedvat kan blokkeren en uiteindelijk naar je long of hersenen kan reizen). Daarom wordt het niet voorgeschreven aan mensen die hormonale anticonceptie gebruiken, aangezien die een eigen risicofactor voor bloedstolsels zijn.

In geval van ernstige bloedarmoede en vooral als er vleesbomen aanwezig zijn, kan hormonale medicatie worden voorgeschreven die gonadoreline-agonisten genoemd worden. Ze werken door de productie van geslachtshormonen te stoppen en de eisprong te onderdrukken, wat resulteert in wat feitelijk een tijdelijke menopauze is.

Bij endometriumablatie, waarbij de bekleding van de baarmoeder wordt weggeschraapt of vernietigd, zullen de bloedingen in 80 tot 90 procent van de gevallen afnemen. Er is wel een kans van 25 tot 50 procent dat je amenorroe (verlies van menstruatie) ontwikkelt, dus deze ingreep is niet geschikt als je nog van plan bent kinderen te krijgen, niet in de minste plaats omdat endometriumablatie ook gepaard gaat met een verhoogd risico op een miskraam, bloedingen tijdens de zwangerschap, vroegtijdige bevalling en abnormale placentaontwikkelingen. Mensen met een verhoogd risico op endometriumkanker moeten deze behandeling ook uit de weg gaan.

Een hysterectomie is definitief en zou beschouwd moeten worden als een laatste redmiddel. Ik heb verschillende cliënten gehad die al een datum hadden geprikt voor een hysterectomie, maar die erin slaagden hun bloedingen onder controle te krijgen in de tijd dat ik met ze werkte door veranderingen in hun voeding en levensstijl door te voeren. Ik heb ook cliënten gehad voor wie deze strategieën niet goed werkten, en die dus hun hysterectomie doorzetten met de zekerheid dat het de juiste beslissing was voor hen. Daarbij kregen ze de broodnodige ondersteuning terwijl ze ernaar streefden hun hysterectomie te accepteren.

Je huisarts kan een bloedtest doen voor bloedarmoede door ijzertekort, die kan zijn ontstaan als gevolg van zwaar bloedverlies, maar die ook zwaar bloedverlies kan veróórzaken. Veranderingen in je dieet en ijzersuppletie zijn daarom een geweldige eerstelijnsbehandeling.

Plan van aanpak bij lange en/of zware menstruaties:

- Gebruik van ibuprofen tijdens je menstruatie kan zware bloedingen met de helft verminderen. Een zeer eenvoudige en doeltreffende oplossing, dus. Vooral als je wacht op andere (preventieve) behandelingen.
- IJzersuppletie kan je helpen te herstellen van zwaar bloedverlies en kan verder overmatig bloedverlies voorkomen.
- Vul je dieet aan met curcumine, het actieve ingrediënt in kurkuma dat zware menstruaties

vermindert en menstruatiekrampen kan verlichten.
- Uit onderzoek is gebleken dat het nemen van een kruid genaamd herderstasje helpt bij het verminderen van bloedverlies. Het kruid presteert zelfs beter dan sommige NSAID's.

Korte cycli

Technisch gezien bestaat een korte cyclus uit minder dan 21 dagen. In mijn praktijk beschouw ik een cyclus van minder dan 26 dagen als kort, want een nog kortere cyclus suggereert dat ofwel de eerste helft ervan kort is (wat gelinkt wordt aan een verminderde kans op zwangerschap), ofwel dat de tweede helft van je cyclus kort is (wat gekoppeld wordt aan problemen met zwanger worden en een zwangerschap in stand houden). Of het kan een beetje van beide zijn.

In elke menstruatiecyclus moeten een follikel en een eicel groeien en rijpen, en zoals de meeste dingen in het leven kost dit tijd en energie en vereist het de juiste voedingsstoffen. Als je vroeg ovuleert, is het onwaarschijnlijk dat de eicel die vrijkomt optimaal ontwikkeld is. Daarom proberen specialisten en behandelaars deze fase vaak te verlengen, vooral als je zwanger wil worden.

Heb je een korte cyclus, maar is dat normaal niet zo? Dan komt dat waarschijnlijk omdat een gedeeltelijk gerijpte eicel uit een vorige cyclus aan het gebruikelijke proces van afsterven is ontsnapt. In plaats daarvan kreeg het eitje een voorsprong op de rest en had het minder tijd nodig om volwassen te worden, wat resulteert in een vroege ovulatie. In de vroege perimenopauze is het gebruikelijk dat cycli een paar dagen korter worden. Naarmate de ovariële functie afneemt, moeten de hersenen harder werken om je eierstokken een eicel te laten vrijgeven, en dit gebeurt door grotere hoeveelheden follikelstimulerend hormoon (FSH) te produceren. Dit resulteert in een snellere ontwikkeling van de follikel en dus een eerdere ovulatie, wat weer een korte cyclus tot gevolg heeft. Korte cycli kunnen ook een teken zijn van anovulatie, wat inhoudt dat er geen eisprong plaatsvindt. Houd wel in gedachten dat anovulatie plaatsvindt in maximaal een derde van de klinisch gezond cycli.

Als je vermoedt dat de eerste helft van je cyclus een normale lengte heeft en dat het de tweede helft is die kort is, dan maak je mogelijk niet genoeg progesteron aan. Door je BBT bij te houden, kun je vaststellen of en wanneer de eisprong plaatsvindt. Daaruit kun je weer afleiden welke fase van je cyclus kort is. Je kunt veel informatie halen uit het volgen van je BBT, maar het is altijd fijn als er een ervaren arts meekijkt met de gegevens die je hebt verzameld en die je helpt die informatie te interpreteren. Het kan helpen om op de derde dag van je cyclus te testen op FSH, LH en oestradiol (E2) om te bepalen wat er aan de hand is, maar als je de hormoontest na de derde dag uitvoert, zal dat onbetrouwbare resultaten opleveren, vooral als je korte cycli hebt. Door je progesteron midden in je luteale fase te testen – dit kun je heel precies timen door je BBT te volgen – kun je beter bepalen of er inderdaad een ovulatie heeft plaatsgevonden en of je corpus luteum voldoende progesteron produceert om de tweede helft van de cyclus te ondersteunen.

Plan van aanpak bij korte cycli:

Voordat ze actief gaan proberen zwanger te worden, werk ik eerst graag een tijdje met cliënten in een poging hun cyclus te verlengen door middel van acupunctuur. Ik heb graag dat ze eerst drie of meer opeenvolgende cycli met een optimale lengte hebben gehad voordat ze aan de slag gaan. Sommige cliënten raken in paniek van het idee hun zwangerschapsplannen zo lang te moeten uitstellen, vooral als ze het gevoel hebben dat de biologische klok meedogenloos doortikt. Maar ik wil niet alleen dat ze in alle rust en ongedwongen zwanger kunnen worden, ik vind het ook belangrijk om ervoor te zorgen dat hun lichaam in staat is om een gezonde zwangerschap te behouden, en dat begint met het produceren van gezonde, volwassen eicellen.

Als je luteale fase aan de korte kant is, ondersteun dan de productie van progesteron (zie *De Cyclus Strategie*).

Lange en onregelmatige cycli

Een cyclus van meer dan 35 dagen wordt als lang beschouwd, en komt voor als de eisprong wordt vertraagd. Je luteale fase is altijd tussen de 12 tot 16 dagen, dus bij lange cycli is het altijd de eerste fase van je cyclus die te lang is. Lange cycli kunnen het resultaat zijn van een trage folliculaire ontwikkeling, wat weer een gevolg is van een lage of verminderde gevoeligheid voor FSH, of van een lage oestrogeenspiegel. Beide zijn onderdeel van het verouderingsproces.

Lange cycli komen vaak voor in de tienerjaren en tijdens de perimenopauze. Na je eerste menstruatie kan het een tijdje duren voordat de menstruatiecyclus regelmatig wordt, en als er naast een lange cyclus geen andere symptomen zijn hoef je niet te worden onderzocht of behandeld. Als je perimenopauzaal bent (de periode voordat je menstruatie stopt en je menopauzale symptomen ervaart), ligt het in de lijn der verwachting dat je cyclus een beetje in de war raakt; misschien met kortere cycli, of met afwisselende korte en lange. Deels komt dit omdat je eierstokken elke maand een extra zetje nodig hebben om op gang te komen, waardoor je er meer FSH uit pompt om dit te bereiken, en dat kan dan weer kortere cycli tot gevolg hebben. En het kan zijn dat je minder vaak ovuleert, wat zowel korte als lange cycli tot gevolg kan hebben (anovulatie is wederom de schuldige!).

Cliënten met onregelmatige of lange cycli raad ik graag aan hun basale lichaamstemperatuur (BBT) bij te houden, omdat je daarmee kunt vaststellen wanneer je ovuleert. Met die informatie kun je vervolgens berekenen wanneer je menstruatie begint. Sommige cliënten hebben ontdekt dat de uitgebreidere manier van het tracken van je cyclus, waarover we het diepgaand hebben gehad in *De Cyclus Strategie*, een regulerend effect heeft op hun cycli.

Als je een cyclus hebt die ongebruikelijk lang duurt, kan een zwangerschapstest de reden onthullen. Maar als je consequent lange cycli hebt, moet de oorzaak daarvan onderzocht worden, ook als je perimenopauzaal bent, aangezien 90 procent van de mensen met oligomenorroe (onregelmatige cycli) en amenorroe (het uitblijven van de menstruatie) uiteindelijk gediagnosticeerd wordt met PCOS.

Polycysteus ovariumsyndroom (PCOS)

PCOS is de meest voorkomende hormonale stoornis bij mensen met eierstokken in de vruchtbare leeftijd en treft tot 15 procent van ons wereldwijd. Naarmate onze kennis van het syndroom evolueert, wordt de naam in twijfel getrokken. Vroeger was de aanwezigheid van een verzameling cysten op de eierstokken, vastgesteld met echografie, voldoende om de diagnose PCOS te krijgen. Deze cysten ontstaan als een groep follikels die in een cyclus wordt aangemoedigd een eicel te produceren, niet eindigt met een opperfollikel (ook wel 'dominante follikel' genoemd), waardoor de eisprong niet wordt bereikt. In plaats daarvan vormen de onderontwikkelde follikels kleine cysten die op je eierstokken zitten. Maar polycysteuze eierstokken komen zeer vaak voor. Ze worden gezien bij zo'n 25 procent van de mensen met eierstokken, en zelfs bij 14 procent van de mensen die de anticonceptiepil gebruiken. De aanwezigheid of afwezigheid van cysten als enige diagnostische criterium is volkomen onbetrouwbaar. Tegenwoordig wordt aanbevolen dat artsen de diagnose stellen aan de hand van de criteria van Rotterdam, waarbij aan twee van de volgende drie criteria moet worden voldaan: ovariële disfunctie (geen of een onregelmatige ovulatie in minder dan tien menstruaties per jaar); klinische of biomedische tekenen die duiden op een overmatige aanwezigheid van een groep hormonen genaamd androgenen, zoals acne of hirsutisme (overmatige lichaamsbeharing), of hoge gehaltes androgenen in het bloed; en polycysteuze eierstokken. Sommige experts hebben kritiek geuit op de criteria van Rotterdam en stellen dat die kunnen leiden tot overdiagnose en misdiagnose van PCOS. Omdat PCOS in de eerste plaats een hyperandrogene aandoening is, beveelt de Androgen Excess and PCOS Society aan om de definitie te herzien waarbij hyperandrogenisme (hirsutisme en/of een overmaat aan androgenen) en ovariële disfunctie (een onregelmatige of afwezige ovulatie en/of polycysteuze eierstokken) nog steeds criteria zijn – zodat de criteria van Rotterdam nog steeds worden aangehouden – maar waarbij minimaal sprake moet zijn van hyperandrogenisme om aan de diagnostische criteria te voldoen.

Androgenen

Androgenen zijn een groep hormonen (waarvan testosteron de meest bekende is) die traditioneel en onterecht worden bestempeld als 'mannelijke' hormonen. Ze zijn echter belangrijk voor de gezondheid van alle geslachten. Ze helpen ons gemotiveerd en energiek te voelen, spelen een rol bij het ontwikkelen van spiermassa en het in balans houden van lichaamsvet, helpen botverlies voorkomen, stimuleren seksueel verlangen en ondersteunen de vruchtbaarheid. In feite spelen androgenen een rol bij meer dan 200 acties in vrouwen, en hoewel de niveaus ervan bij mannen veel hoger zijn, zijn ze bij vrouwen in grotere hoeveelheden aanwezig dan oestrogenen. Maar net als bij alle andere hormonen is het een kwestie van balans. Hoge gehaltes van androgenen – wat bij PCOS veel voorkomt – kunnen leiden tot haarverlies op de hoofdhuid, acne en hirsutisme (de groei van haar op specifieke delen van het lichaam of gezicht, zoals de bovenlip, kin, onderarmen, buik en midden op de borst). Het is de moeite waard om de verschillende androgenen te leren kennen, omdat je dan niet alleen snapt waar je arts het over heeft als je ze laat testen, maar je zult ook beter begrijpen waarom het kortzichtig is om PCOS te beschouwen als niets meer dan een ovarieel probleem. Je androgenen zijn:

- Testosteron. Een kwart van je testosteron komt uit je bijnieren (die kleine orgaantjes boven op je nieren), een kwart komt uit je eierstokken en 5 procent wordt gemaakt uit een ander hormoon in je bloedbaan, genaamd androsteendion. Testosteron speelt een sleutelrol als het gaat om energie, motivatie, seksueel verlangen, het ontwikkelen van spiermassa en het ondersteunen van de gezondheid van je botten. Dus als je testosteron laag is, hebben al die belangrijke facetten in het leven eronder te lijden.
- DHEA wordt voornamelijk geproduceerd door je bijnieren, hoewel ongeveer 10 procent afkomstig is van je eierstokken. Je hersenen produceren er ook wat van, om zich te beschermen tegen schade die veroorzaakt wordt door een hoog cortisol. DHEA is de reden dat je lichaamsgeur, okselhaar en schaamhaar ontwikkelt. In bepaalde delen van het lichaam, zoals in de vagina, kan het worden omgezet in oestrogenen. Vanaf de menopauze is DHEA de enige bron van geslachtshormonen voor alle weefsels, behalve de baarmoeder. Je DHEA is 's morgens hoog en 's avonds laag (iets om rekening mee te houden als je het laat testen). De productie ervan piekt in je twintiger jaren en neemt af vanaf je dertigste en door gebruik van sommige medische middelen zoals de anticonceptiepil,

metformine, steroïden en opioïden.
- DHEA-S wordt geproduceerd door de bijnieren. Van alle steroïde hormonen zijn DHEA en DHEA-S de hormonen waarvan er het meest in je lichaam circuleren, hoewel de hoeveelheid ervan afneemt als je ouder wordt. In het decennium na de menopauze is er zo'n 70 procent minder van in je bloed aanwezig dan toen je een jongvolwassene was. DHEA-S is een nuttig hormoon om te testen als je onderscheid wil maken tussen PCOS (dan is het vaak hoog) en hypothalamische amenorroe (dan is het vaak laag).
- Androsteendion wordt geproduceerd door de eierstokken en de bijnieren (50/50). Het is een prohormoon dat wordt omgezet in testosteron en oestron (een van je oestrogeenhormonen).
- DHT stimuleert de productie van olie die verstopte poriën en acne veroorzaakt, wat een indicator is van PCOS. Het wordt geproduceerd door de eierstokken en de bijnieren, maar kan ook worden omgezet uit circulerend DHEA-S.

Als je je realiseert dat je bijnieren een aanzienlijke hoeveelheid androgenen aanmaken, wordt het vrij snel duidelijk dat de hoge niveaus van androgenen die met PCOS worden geassocieerd niet uitsluitend een ovarieel probleem zijn; het functioneren van de bijnieren moet ook worden beoordeeld en aangepakt.

Een teveel aan androgenen kan worden veroorzaakt door een hoog insulinegehalte, overgewicht, overmatige inspanning en een dieet met weinig voedingsstoffen. Tekenen en symptomen zijn onder meer:

- menstruatiecycli van meer dan 35 dagen
- acne
- overtollig lichaamshaar (bovenlip, kin, borst, buik en armen)
- haaruitval op het hoofd
- vette huid en/of haren
- een toename van lichaamsgeur
- instabiele bloedsuikerspiegel
- fibromen
- onvruchtbaarheid
- reactiviteit, prikkelbaarheid en stemmingswisselingen

Je kunt de androgeenproductie verminderen door niet-complexe koolhydraten en suikers te vermijden en overtollig lichaamsgewicht te verliezen. De volgende supplementen kunnen helpen: zink, witte pioen, zoethout, DIM, reishi (paddenstoel), groenethee-extract en zaagpalmetto.

Een laag gehalte aan androgenen kan worden veroorzaakt door de anticonceptiepil en andere vormen van hormonale anticonceptie, vetarme diëten, alcohol, gebrek aan lichaamsbeweging, diabetes, hypothyreoïdie, hoge prolactinespiegels, bijnierstoornissen (een kwart van het testosteron in je lijf wordt gemaakt in de bijnieren, dus als die niet goed werken, kan je testosteronniveau laag zijn) en een verminderde ovariële functie (een kwart van het testosteron in je lijf wordt gemaakt in de eierstokken, dus ook een lage ovariële reserve kan resulteren in een laag testosterongehalte). Tekenen en symptomen zijn onder meer:

- een laag libido
- pijn bij seks
- minder intense orgasmes
- lager zelfvertrouwen
- niet goed nat kunnen worden
- minder spiermassa
- gebrek aan motivatie

Je kunt je androgenen een boost geven door goed te slapen, een gezond en voedzaam dieet te volgen en door aan krachttraining te doen (met name voor je benen).

PCOS is een syndroom waar mensen een genetische aanleg voor hebben en het kan zich op veel manieren manifesteren dankzij de talrijke symptomen, waaronder onregelmatige of lange menstruatiecycli, extra lichaamsgewicht, niet of moeilijk kunnen afvallen, subfertiliteit, acne, overmatige haargroei op plekken van het lichaam waar je het waarschijnlijk niet wil, zoals je kin, armen, borst en buik, en haaruitval op plekken waar je juist wél haar wil: op je hoofd. Onderzoekers en zorgverleners beschrijven nu steeds meer verschillende soorten PCOS in een poging om de verschillende manieren waarop het syndroom zich uitdrukt te groeperen en om de beste manier van (be)handelen vast te stellen.

Gediagnosticeerd worden met PCOS kan een verontrustend gevoel geven. Niet alleen zijn de symptomen onaangenaam, maar het syndroom houdt ook verband met verminderde vruchtbaarheid, insulineresistentie, diabetes type 2, zwangerschapsdiabetes, hart- en vaatziekten, depressie en een verminderd zelfvertrouwen. Het goede nieuws is dat het *zeer goed reageert* op eenvoudige dieet- en leefstijlaanpassingen, en door het heft in eigen hand te nemen waar het op je gezondheid aankomt, kun je je symptomen aanzienlijk verminderen en je cyclus, vruchtbaarheid, huid en algehele gezondheid verbeteren.

Nu mag je drie keer raden hoe de conventionele geneeskunde PCOS 'behandelt'. Eenmaal, andermaal... Ja, je raadt het goed: met de alom geprezen anticonceptiepil. Hoewel de intenties juist zijn – 'laten we je cyclus reguleren' – kán de pil je cyclus helemaal niet reguleren, omdat die werkt door ovulaties te voorkomen. Met PCOS wil je juist wél ovuleren, omdat het de ovulatie is die leidt tot menstruatie, en het is belangrijk voor je reproductieve gezondheid dat het baarmoederslijmvlies regelmatig wordt afgescheiden. De pil kan daar weliswaar ook voor zorgen door je onttrekkingsbloedingen te geven, maar het middel vermindert al na drie maanden gebruik ook je insulineresistentie, terwijl mensen met PCOS daar al een probleem mee hebben. De pil draagt verder bij aan gewichtstoename (in de meeste gevallen van PCOS is een van de doelen gewichtsverlies omdat een vermindering van 5 procent al tot een significante verbetering van de symptomen kan leiden) en de meest gebruikte orale anticonceptiemiddelen om PCOS te behandelen zijn ook de middelen die het risico op het ontwikkelen van bloedstolsels vergroten (en als je PCOS hebt, heb je sowieso al een grotere kans om die te ontwikkelen).

Zodra je stopt met het innemen van de anticonceptiepil, kan het een paar maanden of zelfs een paar jaar duren voordat je ovulatie weer op gang komt. Gedurende deze tijd kunnen er cysten op je eierstokken verschijnen, omdat eicellen zich wel voorbereiden op de eisprong, maar die net niet helemaal halen. In plaats daarvan hopen ze zich op aan het oppervlak. Sommige soorten anticonceptiepillen zorgen voor een kortstondige toename van androgenen zodra je ermee stopt. Dat kan leiden tot wat wordt beschreven als 'PCOS na de pil'.

Metformine is een medicijn dat de bloedsuikerspiegel kan verlagen en het wordt vaak voorgeschreven om de insulineresistentie te behandelen die gepaard gaat met PCOS, waarbij de cellen van je lichaam niet goed meer reageren op het hormoon insuline en zo diabetes type 2 kunnen veroorzaken. Maar metformine brengt vaak vervelende bijwerkingen als misselijkheid en braken, diarree, een opgeblazen gevoel en buikpijn met zich mee. Het is dus de moeite waard om eerst andere manieren te zoeken om de insulineresistentie te fixen, zoals lichaamsbeweging, een gezond en voedzaam dieet en het slikken van supplementen.

Het is normaal dat tieners polycysteuze eierstokken (omdat je veel follikels aanmaakt als je jonger bent), onregelmatige cycli (het kan na je eerste menstruatie nog zo'n twee tot vijf jaar duren voordat je ovulatoire cycli hebt en je cyclus een beetje regelmatig wordt) en hoge gehaltes LH en androgenen in hun bloed hebben. Bovendien komt het nogal eens voor dat ze last hebben van insulineresistentie. Daarom is het gangbaar dat tieners aan álle drie de criteria van Rotterdam moeten voldoen om de diagnose PCOS te krijgen. Bij het ontbreken van zeer duidelijke tekenen en symptomen van PCOS is het verstandig om met de diagnose te wachten tot de patiënt in kwestie in de twintig is, vanwege de impact die een dergelijke diagnose kan hebben op het vertrouwen in het lichaam en om onnodig gebruik van de pil te voorkomen.

Het is belangrijk om door middel van een labtest het onderscheid te maken tussen PCOS en hypothalamische amenorroe (HA), omdat iemand met een PCOS-diagnose mogelijk wordt aangeraden om inname van calorieën te beperken, terwijl je die calorieën juist enorm hard nodig hebt om je menstruatie op gang te brengen als je in plaats daarvan met HA te doen hebt.

PCOS is niet alleen een ovarieel probleem: je bijnieren produceren ongeveer dezelfde hoeveelheid testosteron en androsteendion als de eierstokken, leveren ook het grootste deel aan DHEA, zelfs álle DHEA-S, en dus moet het functioneren van de bijnieren ook beoordeeld worden en moet er naar manieren gezocht worden om stress te beperken en ermee om te gaan. Ongeveer de helft van het testosteron in je lichaam wordt in vetcellen gemaakt. Daarom kan het verliezen van overtollig lichaamsgewicht leiden tot vermindering van tekenen van overmatige androgenen zoals acne en hirsutisme. Zo'n 30 tot 75 procent van de mensen met PCOS heeft overgewicht. Toch is overgewicht geen voorwaarde voor PCOS. Sommige PCOS-patiënten hebben een slank postuur; zij hebben *lean* PCOS.

Tests die worden gedaan om PCOS te bevestigen en andere aandoeningen met vergelijkbare symptomen en tekenen uit te sluiten, zijn onder meer:

- Een vastenproef of een glucosetolerantietest.
- Hemoglobine A1C, dat kijkt naar je gemiddelde bloedsuikerspiegel in de afgelopen 2-3 maanden.
- FSH, LH en oestradiol, bij voorkeur op dag 3 van je menstruatie (dit kan wat lastig zijn als je maar twee menstruaties per jaar hebt. In dat

geval is een willekeurige dag ook prima).
- Progesteron (bij voorkeur halverwege de luteale fase, maar nogmaals: timing kan lastig zijn).
- 17-hydroxyprogesteron, een hormoon dat kan duiden op een stoornis in de bijnieren die kan leiden tot onvoldoende cortisolproductie en een overmaat aan androgenen.
- Prolactine, een hormoon dat de menstruatiecyclus kan onderdrukken.
- Testosteron, sex hormone-binding globulin (SHBG), androsteendion en DHEA-S.
- Het voltallige schildkliergezelschap (TSH, T3, T4, antilichamen tegen de schildklier en reverse T3). De ervaring leert dat huisartsen de neiging hebben om niet het complete testpakket af te nemen, maar juist bij PCOS is het belangrijk dat je je op alles laat testen, omdat een onderliggend schildklierprobleem al je harde werk om je symptomen te verminderen kan dwarsbomen.
- Dagelijks cortisol.
- Nuchter lipidenonderzoek, om je cholesterol en andere vetten in je bloed te testen.
- Serum vitamine D. Tot 85 procent van de mensen met PCOS heeft een tekort aan vitamine D, wat wordt geassocieerd met obesitas en metabole en hormonale disbalansen. Dus het tes-

ten ervan en het aanvullen van je vitamine D, indien nodig, is verstandig.
- Transvaginale (interne) echografie om je eierstokken op cysten te beoordelen.

Plan van aanpak bij pcos:

- Ik kan niet genoeg benadrukken hoe waardevol het is om een-op-een te werken met een gekwalificeerde natuurgeneeskundige die jou kan helpen uitvogelen wat het beste dieet- en sportplan is voor jóú. Verschillende dingen werken voor verschillende mensen en dat geldt vooral als het gaat om pcos en de verschillende manieren waarop het zich kan manifesteren.
- Over het algemeen is een ontstekingsremmend dieet zeer voordelig (zie pagina 107). Het is erg belangrijk om een evenwicht te vinden tussen gewichtsverlies (mits je overgewicht hebt), het beheersen van insulinesecretie en het stabiliseren van je bloedsuikerspiegel. Dit alles kan wat lastig zijn en niemand kan je hier beter bij helpen dan een natuurgeneeskundige.
- Pak stress aan, omdat stress kan leiden tot een hoog cortisolgehalte en een overmaat aan androgenen, en pcos kan een bijnierprobleem zijn.

- Verbeter je darm- en leverfunctie.
- Sport; krachttraining kan de insulinegevoeligheid met 24 procent verbeteren, HIIT, yoga, pilates. Veel cardiotraining om te proberen af te vallen kan resulteren in een stressreactie die verdere hormonale ontregeling kan veroorzaken, dus trager en kalmer trainen kan beter zijn.
- Abdominale castoroliepakkingen.
- Supplementen om te overwegen: inositol, D-chiro-inositol, berberine, N-acetylcysteïne (NAC), omega 3-vetzuren, chroom, groene thee (EGCG) of drink meerdere kopjes per dag, magnesium, B-vitamines, vitamine D, zink, witte pioen, zoethout, monnikspeper, dong quai, melatonine, reishi (paddenstoel), probiotica… de lijst is vrijwel oneindig. Er zijn veel manieren om PCOS te verbeteren door middel van voeding en supplementen, en hoewel zo'n lange lijst opties misschien wat overweldigend is, is het eigenlijk heel goed, omdat het betekent dat er allerlei soorten mogelijkheden zijn om je symptomen tegen te gaan. Maar het betekent ook dat een zoektocht naar een natuurgeneeskundige die gespecialiseerd is in PCOS de beste manier is om erachter te komen welke aanpak het meest geschikt is voor jou.

Ovariumcysten

Functionele cysten in de eierstokken zijn cysten die volkomen normaal zijn. Ze ontstaan wanneer een zich ontwikkelende follikel gevuld raakt met vocht of wanneer het corpus luteum dat achterblijft na de eisprong zich vult met vocht of bloed (een cyste gevuld met bloed wordt een hemorragische cyste genoemd). Beide typen kunnen tot 6 cm breed worden, maar de meeste veroorzaken geen symptomen en verdwijnen uit zichzelf weer na een paar menstruatiecycli. In mijn ervaring wordt dit zelden goed uitgelegd aan mensen, wat veel onnodige tranen en slapeloze nachten tot gevolg heeft.

Als cysten wel symptomen veroorzaken, kan zich dat onder andere manifesteren als pijn of ongemak in het bekken; plotselinge ernstige pijn als een cyste barst of als de cyste een steel ontwikkelt waar hij omheen draait en waardoor de bloedtoevoer naar de cyste wordt afgebroken; pijn als de cyste groot genoeg is om organen of structuren in de buurt lastig te vallen, zoals je blaas of rectum; moeite met het legen van je darmen; pijn bij penetrerende seks; frequente aandrang om te plassen; veranderingen in je cyclus of menstruatie en een vol en opgeblazen gevoel.

Cysten worden vastgesteld door middel van een echografie of MRI, vaak heel zakelijk en tussen neus en lippen door, als er eigenlijk andere aandoeningen worden onderzocht. Meestal krijg je het advies even af te wachten om te zien of ze vanzelf verdwijnen. Is dat niet het geval en zijn ze bovendien groot en veroorzaken ze symptomen, dan kan een niet-invasieve laparoscopie (kijkoperatie) worden voorgesteld. Soms is traditionele chirurgie vereist.

Dermoïdcysten (ook wel 'ovariumteratomen' genoemd) zijn over het algemeen vrij groot – tot zo'n 15 cm breed, soms zelfs groter. Ze ontwikkelen zich uit kiemcellen die doorgroeien tot eicellen en omdat eicellen de potentie hebben om een veelheid aan weefselsoorten en -structuren te vormen, kunnen dermoïdcysten haar, vet en delen van tanden of botten bevatten. Dergelijke cysten zijn verantwoordelijk voor 20 procent van de niet-kwaadaardige ovariële gezwellen. Ze veroorzaken meestal geen symptomen en worden vaak incidenteel ontdekt en meestal operatief verwijderd.

Cystadenomen ontstaan uit cellen die het buitenste deel van de eierstok bedekken en er zijn twee hoofdtypen: sereuze cystadenomen, die meestal klein zijn, en mucineuze cystadenomen, die erg groot kunnen worden, tot zo'n 30 cm in doorsnee. Die laatste kunnen druk uitoefenen op andere organen zoals de blaas en de darmen, of spijsverteringsproblemen zoals obstipatie en pijn en vaak moeten plassen tot gevolg hebben.

Cysten worden gediagnosticeerd door middel van een echo, die meestal een paar maanden later wordt herhaald om te bepalen of het probleem zich vanzelf heeft opgelost. Je huisarts kan ook voorstellen je bloed te testen op een eiwit dat CA125 wordt genoemd, omdat een verhoogd gehalte daarvan een marker is voor eierstokkanker (ongeveer 5 procent van de eierstokcysten is kwaadaardig). Heb je terugkerende functionele cysten, vraag je arts dan om je schildklier te testen; een slecht werkende schildklier kan hier namelijk de hoofdoorzaak van zijn. Je hoeft niets te doen om cysten tegen te gaan, omdat ze meestal uit zichzelf verdwijnen, maar aangezien ATMAT® en castoroliepakkingen de algehele reproductieve gezondheid ondersteunen, zijn die behandelingen wat mij betreft altijd de moeite waard om te proberen.

Vleesbomen

Een baarmoederfibroom (vleesboom in de baarmoeder) is een abnormale groei van spierweefsel dat zich vormt in of op de wanden van de baarmoeder. De meeste fibromen groeien de baarmoederwand (het myometrium) in en worden 'intramuraal' genoemd. Fibromen die ruimte innemen in de baarmoederholte, heten submuceuze fibromen en als dit type met een steel aan het baarmoederslijmvlies is bevestigd, wordt er naar ze verwezen als 'gesteeld'. Groeien ze naar buiten vanuit de baarmoeder en naar andere plaatsen in het bekken, dan worden ze beschreven als 'subsereus'.

Het zijn de meest voorkomende niet-kwaadaardige gezwellen tijdens de reproductieve jaren. Zo'n 77 procent van de mensen met een baarmoeder krijgt ergens gedurende hun leven te maken met een baarmoederfibroom. Ze zijn de meest genoemde reden om een hysterectomie te ondergaan. Tot 50 procent van de mensen die fibromen heeft, heeft geen symptomen en weet niet dat ze er zijn tot ze tijdens een zwangerschap een echo laten maken.

Problemen die ze kunnen veroorzaken zijn onder meer zware en/of pijnlijke menstruaties, disfunctionele baarmoederbloedingen tussen menstruaties in, bloedarmoede door ijzertekort, bekkenpijn, vaak moeten plassen als de vleesboom tegen de blaas drukt of obstipatie als de vleesboom tegen de dikke darm of het rectum drukt. Afhankelijk van hun grootte, aantal en locatie kunnen ze ook voor vruchtbaarheidsproblemen en complicaties tijdens de zwangerschap zorgen. Fibromen worden geassocieerd met hormonale onevenwichtigheden zoals een teveel aan oestrogeen, en om die reden kunnen ze na de menopauze krimpen wanneer de hormoonproductie afneemt. Ze komen vaker voor bij mensen met familieleden die ze hebben, en bij mensen met een Afrikaanse afkomst.

Tenzij een fibroom bijzonder groot is of problemen veroorzaakt, is het advies meestal om af te wachten. Het zal je vast niet verbazen dat de medicatie die wordt gebruikt om de symptomen van vleesbomen te behandelen, onder meer bestaat uit hormonale anticonceptie en hormonale onderdrukkers, zoals gonadoreline-agonisten, die een menopauzale staat veroorzaken, maar die worden meestal alleen vooraf aan een operatie voorgeschreven. Gonadoreline-agonisten kunnen de grootte van een vleesboom tot wel 50 procent verminderen, maar binnen een paar maanden na het stoppen van de medicatie wordt de vleesboom weer net zo groot als hij was.

Een medische aanpak omvat niet-invasieve ingrepen waarbij de bloedtoevoer naar de vleesboom wordt afgesneden, zoals embolisatie van de aders in de baarmoeder. Daarbij wordt een klein buisje (een zogenaamd katheter) in een ader in je been ingebracht en naar de aders geleid die de baarmoeder voorzien van bloed. Op het moment dat de katheter de ader die de vleesboom voedt heeft bereikt, worden via de katheter zeer kleine deeltjes plastic geïnjecteerd om de bloedtoevoer richting de vleesboom te blokkeren.

Er kan ook worden gekozen voor een operatie om de problematische vleesbomen te verwijderen. Een myomectomie is minimaal invasief en bestaat uit het verwijderen van de vleesboom ofwel middels een laparoscopie via de buik ofwel middels een buikoperatie als de vleesboom (of -bomen) vrij groot is (of zijn). In ernstige gevallen kan een hysterectomie een optie zijn.

Acupunctuur kun je gebruiken om de grootte van vleesbomen te doen afnemen, en ook Chinese kruiden hebben een goede staat van dienst wat betreft het behandelen van vleesbomen, mits die worden voorgeschreven door iemand die gekwalificeerd is, zodat je zeker weet dat je ze veilig gebruikt. Je kunt ook zelf een hoop doen, waaronder:

- Mijn protocol bij overtollig oestrogeen op pagina 135 volgen.
- Ervoor zorgen dat je dieet weinig rood vlees bevat en veel groene groenten.
- Voldoende omega 3-vetzuren in je dieet inpas-

sen door vette vis te eten of door je dieet aan te vullen met visolie. Algen zijn ook een goede optie, als je geen vis eet.
- Weinig of geen alcohol drinken, omdat er een sterk verband bestaat tussen de consumptie van drank en het ontstaan van vleesbomen.
- Gebruikmaken van castoroliepakkingen, ATMAT®, acupunctuur en kruiden uit de traditionele Chinese geneeskunde om de doorbloeding van je bekken te verbeteren en de vleesbomen te doen krimpen.

Ik hoop dat dit hoofdstuk je heeft geholpen om eventuele problemen te kunnen plaatsen en dat het je een paar ideeën heeft gegeven over wat je kunt doen om je klachten en symptomen te verminderen. Veel klachten kunnen volledig worden opgelost met de suggesties en oplossingen die ik aandraag, maar zoek vooral hulp als je die nodig hebt. Een lijst met meer leestips en handige websites vind je achter in dit boek (bij Meer info).

APPENDIX

De cyclusschijf

Op de volgende pagina vind je een voorbeeld van een cyclusschijf die ik heb ingevuld tijdens het bijhouden van mijn eigen cyclus. Ook proberen? Je kunt op mijn website gratis een cyclusschijfpakket downloaden:

maisiehill.com/chartmycycle

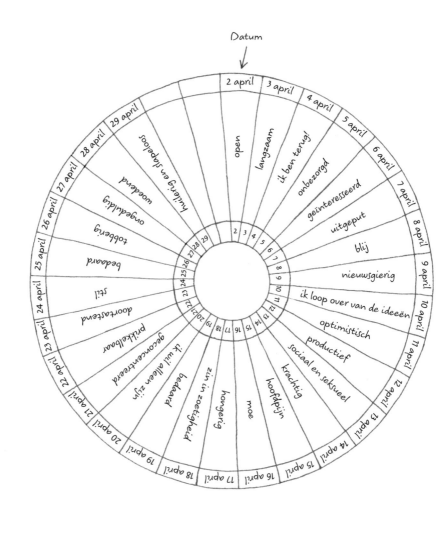

WOORDENLIJST

Amenorroe Het uitblijven van menstrueel bloedverlies in de reproductieve levensfase.

Androgenen Een groep hormonen waar doorgaans naar gerefereerd wordt als 'mannelijk', maar mensen van elk gender hebben deze hormonen. Testosteron is een voorbeeld van een androgeen hormoon.

Anovulatoire cyclus Een menstruatiecyclus waarbij geen ovulatie plaatsvindt, waardoor er geen progesteron wordt geproduceerd door het gele lichaam.

Basale lichaamstemperatuur (BBT) De laagste lichaamstemperatuur van het lichaam in rust. Je meet je BBT direct na het ontwaken in de ochtend. Omdat je temperatuur na je ovulatie en tijdens de tweede helft van je cyclus hoger is, kun je je BBT gebruiken om te identificeren wanneer je ovulatie heeft plaatsgevonden.

Bisfenol A (BPA) Een hormoonontregelaar die oestrogeen nabootst. Het zit in veel producten, van waterflessen en plastic opbergbakjes, tot thermisch papier dat gebruikt wordt voor kassabonnetjes. Het kan borstkanker veroorzaken en andere ziektes of afwijkingen.

Corpus luteum Na de ovulatie blijft de gebarsten follikel waar de eicel in zat achter en vormt het corpus luteum: het gele lichaam. Een tijdelijke klier die progesteron produceert en afgeeft tijdens de tweede helft van je cyclus.

Cortisol Een hormoon dat geproduceerd wordt door de bijnieren. Cortisol reguleert een veelvoud aan processen in het lichaam, waaronder je bloedsuikerspiegel en je immuunsysteem. Het komt ook vrij bij stress.

Endometrium Ook wel het baarmoederslijmvlies. De bekleding van je baarmoeder. Ter voorbereiding op een mogelijke innesteling van een bevrucht eitje, wordt deze laag dikker tijdens elke menstruatiecyclus. Als er geen bevruchting plaatsvindt wordt het baarmoederslijmvlies afgestoten.

Hormoonontregelaars Chemicaliën in eten, pesticiden, verzorgingsproducten, plastic en oplosmiddelen die impact hebben op de hormoonhuishouding.

Hormoonstelsel De klieren in je lichamen die hormonen produceren, zoals je hypofyse, hypothalamus, schildklier, bijnieren en eierstokken.

Fertility awareness method (FAM) De FAM is een manier om vast te stellen waar in je menstruatiecyclus je vruchtbare

WOORDENLIJST

periode zit. Je basale lichaamstemperatuur opmeten maakt er onderdeel van uit. Het kan gebruikt worden om zwanger te worden of om zwangerschap te voorkomen.

Follikel Of: eiblaasje. Een met vocht gevuld blaasje dat een onrijpe eicel bevat. Tijdens de ovulatie barst de rijpe eicel uit de follikel. Uit het gedeelte van de follikel dat overblijft ontstaat het gele lichaam.

Follikelstimulerend hormoon (FSH) Een hormoon dat wordt geproduceerd door de hypofyse. Het stimuleert de groei en de rijping van de follikels.

Folliculaire fase De eerste helft van je menstruatiecyclus, die loopt van de eerste dag van je menstruatie tot aan de ovulatie. In deze fase groeien de ovariële follikels en rijpt de eicel die zich in elk van die eiblaasjes bevindt, totdat een van de follikels openbarst en er een eicel vrijkomt. Het baarmoederslijmvlies wordt dikker in deze periode, ter voorbereiding op de innesteling van een bevruchte eicel.

Gonadotropin-releasing hormone (GnRH) Een hormoon dat wordt afgegeven door de hypothalamus. Het stimuleert de hypofyse om FSH en LH af te geven.

Hirsutisme Overmatige haargroei op het gezicht en lichaam, vaak veroorzaakt door een teveel aan androgenen.

Hyperthyreoïdie Als de schildklier overactief is en te veel schildklierhormonen produceert.

Hypothyreoïdie Als de schildklier te langzaam

werkt en onvoldoende
schildklierhormonen
produceert.

**Hypothalame amenorroe
(HA)** Wanneer de
menstruatie stopt doordat
de hypothalamus geen
of langzaam GnRH
aanmaakt.

Hysterectomie Of:
baarmoederverwijdering.
Het operatief verwijderen
van de baarmoeder. Bij
een totale hysterectomie
worden ook de eierstokken
en baarmoederhals
verwijderd. Wordt de
baarmoederhals behouden,
dan wordt dat subtotale
hysterectomie genoemd.

Luteale fase De tweede helft
van je cyclus – vanaf de
ovulatie tot aan de start
van je menstruatie – die
doorgaans 12 tot 16 dagen
duurt.

**Luteïniserend hormoon
(LH)** Een hormoon dat
geproduceerd wordt door
de hypofyse. De plotselinge
toename van LH tegen het
eind van de eerste helft
van je cyclus (de LH-piek),
zorgt voor de ovulatie en
de ontwikkeling van het
gele lichaam.

Menarche De allereerste
menstruatie die je hebt.

Menopauze Het einde van
je menstruerende jaren.
De menopauze kan pas
een jaar na de laatste
menstruatie officieel
vastgesteld worden.

Menstruatiecyclus De cyclus
begint op de eerste dag
van je menstruatie en
eindigt op het moment dat
je volgende menstruatie
begint.

Menstruatie Als je ongesteld
bent.

Microbioom Het ecosysteem
dat bestaat uit alle micro-
organismen die op je
lichaam huisvesten,
of in een specifiek
deel ervan – zoals je

darmen en vagina. Een microbioom voert allerlei processen uit, waaronder het vervaardigen van hormonen.

Oestrogeen De parapluterm voor alle drie de vormen van oestrogeen; oestradiol, oestron, en oestriol. Oestrogeen is verantwoordelijk voor de ontwikkeling en regulatie van het vrouwelijke reproductieve systeem, maar het is ook aanwezig in mannen.

Oestrogeen-ontgifting De manieren waarop je oestrogeen metaboliseert (verwerkt).

Onttrekkingsbloeding Het maandelijkse bloeden dat optreedt bij het gebruik van hormonale anticonceptie zoals de pil. Tijdens je stopweek is er een daling in hormonen (omdat je tijdelijk geen pil slikt, of omdat je placebopillen slikt waar geen hormonen in zitten), die daling veroorzaakt de afscheiding van het baarmoederslijmvlies.

Ovulatie Of: eisprong. Als de ovariële follikel openbarst en er een rijpe eicel uitkomt.

Perimenopauze De periode voor het moment dat je menstruatie stopt, waarin hormonale veranderingen plaatsvinden die voor symptomen kunnen zorgen als opvliegers en slapeloosheid.

Postpartum De periode die begint na de bevalling en nooit meer stopt.

Pregnenolone Een hormoon dat aangemaakt wordt door de bijnieren. Het is de voorloper van verschillende andere hormonen, zoals cortisol, oestrogeen, progesteron, en testosteron.

Premenstruatie De week of

twee die voorafgaat aan de menstruatie.

Premenstruele dysfore stoornis (PMDD) Een zeer ernstige vorm van PMS die mentale en lichamelijke klachten veroorzaakt tijdens de premenstruatie. Als de menstruatie eenmaal begint verdwijnen de klachten binnen een paar dagen.

Premenstrueel syndroom (PMS) De lichamelijke en emotionele symptomen die kunnen optreden tijdens de premenstruatie.

Progesteron Het hormoon dat geproduceerd wordt door de eierstokken na ovulatie, dat noodzakelijk is om een zwangerschap te behouden.

Progestageen Een synthetisch hormoon dat dezelfde eigenschappen vertoont als progesteron, maar niet hetzelfde is.

Sex hormone-binding globulin (SHBG) Een eiwit dat geproduceerd wordt door de lever. Het bindt het teveel aan hormonen als oestrogeen en testosteron aan zich.

Sympto-thermale methode Een methode om te bepalen wanneer je ovuleert, die bestaat uit het meten van je basale lichaamstemperatuur, het in de gaten houden van je cervixslijm en het checken van de positie van je baarmoedermond.

Testosteron Een hormoon dat onder de androgenen valt. Het wordt in kleine hoeveelheden aangemaakt door de bijnieren en eierstokken bij vrouwen en komt in grotere hoeveelheden voor bij mannen.

Vagina De inwendige buis die de vulva met de baarmoederhals verbindt.

Vulva Het buitenste gedeelte

van je geslachtsorgaan
waar ook de clitoris en
vulvalippen bijhoren.

Of anders gezegd: alle
onderdelen die je kunt
zien.

MEER INFO

Je kunt de gratis kit om je cyclus te tracken downloaden via maisiehill.com/chartmycycle

Verder lezen
A Blessing Not a Curse, Jane Bennett
Come As You Are, Emily Nagoski (in het Nederlands vertaald als: *Kom als jezelf*, bij uitgeverij Lev.)
Doing Harm: The Truth About How Bad Medicine and Lazy Science Leave Women Dismissed, Misdiagnosed, and Sick, Maya Dusenbery
Healing PCOS, Amy Medling
Hormonal: How Hormones Drive Desire, Shape Relationships, and Make Us Wiser, Martie Haselton
Inferior: How Science Got Women Wrong – and the New Research That's Rewriting the Story, Angela Saini (in het Nederlands vertaald als: *Ondergeschikt*, bij uitgeverij Ten Have)
Killing the Black Body: Race, Reproduction, and the

Meaning of Liberty, Dorothy Roberts
Medical Bondage: Race, Gender, and the Origins of American Gynaecology, Deirdre Benia Cooper Owens
Sweetening the Pill, Holly Grigg-Spall
Taking Charge of Your Fertility, Toni Weschler
The Period Repair Manual, Lara Briden
The Pill: Are You Sure it's for You? Jane Bennett en Alexandra Pope
Why I'm No Longer Talking to White People About Race, Reni Eddo-Lodge (in het Nederlands vertaald als: *Waarom ik niet meer met witte mensen over racisme praat*, bij uitgeverij Polis)
Wild Power, Alexandra Pope en Sjanie Hugo Wurlitzer
Your No Guilt Pregnancy Plan: A Revolutionary Guide to Pregnancy, Birth and the Weeks That Follow, Rebecca Schiller
Your Silence Will Not Protect You: Essays and Poems, Audre Lorde
8 Steps to Reverse Your PCOS, Fiona McCulloch

Websites

acupunctuur.nl is de website van de Nederlandse Vereniging voor Acupunctuur

bleedingwhiletrans.com om meer te leren over menstruatie en trans zijn

CoppaFeel.org is een organisatie die zich inzet tegen borstkanker. Ze moedigen je aan om je borsten regelmatig (zelf) te checken

MEER INFO

daysy.me is een vruchtbaarheidstracker die de FAM-methode (*fertility awareness method*) gebruikt om te bepalen wanneer je vruchtbaar bent en wanneer niet
Dutchtest.com voor het aanvragen van de DUTCH-test
endowhat.com een educatieve en empowering documentaire over endometriose
ewg.org/foodnews voor meer informatie van de Environmental Working Group over pesticiden in eten en hun Dirty Dozen en Clean Fifteen-lijsten (die jaarlijks worden geüpdatet)
helloclue.com is een gratis menstruatietracker
iapmd.org is de site van de International Association for Premenstrual Disorders
justisse.ca is een website over fertility awareness (kennis rondom je vruchtbaarheid) en natuurlijke anticonceptiemethodes
kindara.com is een gratis app waarmee je je vruchtbaarheid in kaart kunt brengen
laylafsaad.com
menstrual-matters.com
menstruationresearch.org
modernwomen.bigcartel.com voor de Many Moons Lunar Planner van Sarah Gottesdiener
Nancy's Nook Endometriosis Education and Discussion Group: facebook.com/groups/418136991574617
nicolejardim.com voor stappenplannen om je menstruatie te verbeteren
ntrs.nasa.gov/archive/nasa/casi.ntrs.nasa.

gov/19930073077.pdf is het onderzoek dat NASA deed naar luchtzuiverende planten. Je vindt hier ook een lijst met planten voor thuis. (Of googel op 'NASA luchtzuiverende planten'.)

ourbodiesourselves.org voor meer informatie over reproductieve gezondheid en medische zorg

pcosdiva.com voor het laatste nieuws over, onderzoeken naar en diëten voor (mensen met) PCOS

pms.org.uk is de website van de National Association for Premenstrual Syndrome

rachelcargle.com voor haar lezing 'Unpacking White Feminism'

rutgers.nl de website van kenniscentrum voor seksualiteit Rutgers

healinghistamine.com bevat veel informatie en handvatten om histamine-intolerantie aan te pakken

sense.info biedt alle informatie rondom seks, soa's en voorbehoedsmiddelen

sibocenter.com en sibosos.com voor informatie over SIBO: small intestinal bacterial overgrowth. Je vindt er ook manieren om het te testen en het te behandelen

sweeteningthepill.com

Thekitchn.com voor recepten van zelfgemaakte kefir en kombucha

5thvitalsign.com

Merken van supplementen
BioCare
Nutri Advanced
Pure Encapsulations
Thorne Research
Seeking Health
Terranova
Viridian

Menstruatieproducten
cupkiezer.nl
fluxundies.com
gladrags.com
holysponge.net
katoenenko.nl
shethinx.com
lunapads.com
modibodi.com
myfreda.com
natracare.com
ohne.com
pyramindseven.com
sustainnatural.com
thecupeffect.org
wearedame.co
wuka.co.uk
yoni.care

Seks en relaties

babeland.com is een vrouwvriendelijke seksshop en website

condomerie.com is de oudste condoomspeciaalzaak van Nederland. Je kunt er zowel online als fysiek (in hun winkel in de Warmoesstraat 141 in Amsterdam) terecht voor professioneel en kundig advies. Ze verkopen ook glijmiddel, zoals het hieronder genoemde YesYesYes

dameproducts.com voor seksspeeltjes

drannacabeca.com/products/julva voor de vaginale crème van dr. Anna Cabeca

mailfemale.com Mail & Female was in 1988 het eerste winkelconcept in Europa met seksproducten voor en door vrouwen met een vernieuwende aanpak. Je kunt er nog steeds online terecht of je kunt de fysieke winkel in Amsterdam bezoeken

ohnut.co is een product dat het mogelijk maakt om de penetratiediepte tijdens de seks onder controle te houden en aan te passen en zo pijn te verminderen

sustainnatural.com voor vaginavriendelijk(e) glijmiddel en condooms

thehavelockclinic.com is een team van zeer gespecialiseerde artsen en psychologen die je seksuele problemen helpen aanpakken. Dat doen ze niet alleen in hun klinieken maar ook via Skype. Je kunt ook anoniem meedoen aan hun geweldige online workshops

Yesyesyes.org voor natuurlijke, pure en biologische

glijmiddelen, vaginale vochtinbrengende crèmes en spoelingen

Huidverzorging en cosmetica

acure.com voor natuurlijke, biologische en veganistische huid-, haar- en beautyproducten

beautycounter.com voor veilige en effectieve huidverzorgingsproducten en cosmetica die geverifieerd zijn door de EWG

cocokind.com voor huidverzorgingsproducten en make-up gemaakt van superfoods

ewg.org/skindeep voor de gids van EWG (Environmental Working Group) om veiligere verzorgingsproducten te kiezen

greenpeople.co.uk voor natuurlijke en biologische huidverzorgingsproducten

iliabeauty.com voor effectieve en veilige make-up

Livinglibations.com je vindt hier onder andere het product 'Neem Enamelizer Paste' dat je kunt gebruiken als vervanger voor tandpasta

naturaldeoco.com produceert effectieve, natuurlijke deodorant

paiskincare.com voor biologische huidverzorgingsproducten die geschikt zijn voor de gevoelige huid

skinandtoniclondon.com

weleda.nl voor 100 procent natuurlijke, biologische kruidenmedicatie en verzorgingsproducten

w3llpeople.com voor cosmetica waar geen toxines in terug te vinden zijn. Alle producten zijn geverifieerd door de EWG

BRONNEN

Hoofdstuk 1

'in de eerste twee jaar van je menstruerende leven vindt er bij ongeveer de helft van de cycli een ovulatie plaats': Borsos, A. *et al* (1988) Ovarian function after the menarche and hormonal contraception, *International Journal of Gynaecology and Obstetrics*, 27(2), pp. 249-253.

'ergens in de eerste vijf jaar stijgt dat percentage naar 75 procent en in de jaren daarna bereik je het volwassen percentage, waarin 80 procent van je cycli ovulatoir is': Metcalf, M.G. *et al* (1983) Incidence of ovulation in the years after menarche, *Journal of Endocrinology*, 97(2), pp. 213-219.

'uiteenlopend van 21 tot 45 dagen': World Health Organization multicenter study on menstrual and ovulatory patterns in adolescent girls. II. Longitudinal study of menstrual patterns in the early postmenarcheal period, duration of bleeding episodes and menstrual cycles. World Health Organization Task Force on Adolescent Reproductive Health, *Journal of Adolescent Health Care*, 7(4), pp. 236-244.

'kan leiden tot een lage botdichtheid als je in de twintig bent': Nose-Ogura, S. *et al* (2018) Low bone density in elite female athletes with a history of secondary amenorrhea in their teens, *Clinical Journal of Sport Medicine*.

'dat bij vrouwen met slechts één non-ovulatoire cyclus per jaar de botdichtheid van hun wervelkolom met gemiddeld 4 procent afnam': Prior, J.C. *et al* (1994) Amenorrhea and anovulation: Risk factors for osteoporosis that precede menopause, in: Lorrain J., Plouffe L., Ravnikar V.A., Speroff L. en Watts N.B. (red) *Comprehensive Management of Menopause. Clinical Perspectives in Obstetrics and Gynecology*. New York: Springer, pp. 79-96.

'een onderzoek in Denemarken, waarbij een miljoen vrouwen werden ondervraagd': Skovlund, C.W. *et al* (2016) Association of hormonal contraception with depression, *JAMA Psychiatry*, 73(11), pp. 1154-1162.

'inflammatoire darmaandoeningen zoals de ziekte van Crohn worden in verband gebracht met de pil': Khalili, H. *et al* (2013) Oral contraceptives, reproductive factors and risk of inflammatory bowel disease, *Gut*, 62(8), pp. 1153-1159.

'dat het SHBG-gehalte bij ex-pilgebruikers zelfs vier maanden na het stoppen nog steeds hoog was': Panzer, C. *et al* (2006) Impact of oral contraceptives on sex hormone-binding globulin and androgen levels: a retrospective study in women with sexual dysfunction, *The Journal of Sexual Medicine*, 3(1), pp. 104-113.

'een studie onder 22 gezonde vrouwen': Battaglia, C. *et al* (2011) Sexual behaviour and oral contraception: a pilot study, *The Journal of Sexual Medicine*, 9(2), pp. 550-557.

'kan datzelfde spiraaltje ook de ovulatie onderdrukken in tot 85 procent van de cycli': Kailasam, C. en Cahill, D. (2008) Review of the safety, efficacy and patient acceptability of the levonorgestrel-releasing intrauterine system, *Patient Preference and Adherence*, 2, pp. 293-302.

'tot dusver zijn lopende proeven stopgezet vanwege de ongewenste bijwerkingen waar de deelnemers last van kregen': Behre, H.M. *et al* (2016) Efficacy and safety of an injectable combination hormonal contraceptive for men, *The Journal of Clinical Endocrinology and Metabolism*, 101(12), pp. 4779-4788, en Mathew, V. en Bantwal, G. (2012) Male contraception, *Indian Journal of Endocrinology and Metabolism*, 16(6), pp. 910-917.

'dat een verband aantoont tussen langdurig pilgebruik (vijf tot tien jaar) en een dun baarmoederslijmvlies': Talukdar, N. *et al* (2012) Effect of long-term combined oral contraceptive pill use on endometrial thickness, *Obstetrics and Gynaecology*, 120 (2 deel 1), pp. 348-354.

'de pil een negatief effect heeft op de grootte van de eierstokken en op AMH': Birch Peterson, K. *et al* (2015) Ovarian reserve assessment in users of oral contraception seeking fertility advice on their reproductive lifespan, *Human reproduction*, 30(10), pp. 2364-2375.

'ben je ook minder goed in staat om belangrijke vitamines en mineralen op te nemen': Palmery, M. *et al* (2013) Oral contraceptives and changes in nutritional requirements, *European Review for Medical and Pharmacological Sciences*, 17(13), pp. 1804-1813.

'doe je niet aan borstvoeding of chestfee- ding, dan kun je al drie weken na de bevalling weer ovuleren': Jackson, E. en Glasier, A. (2011) Return of ovulation and menses in postpartum nonlactating women: A systematic review, *Obstetrics and Gynecology*, 117(3), pp. 657-662.

'maar 1 op de 18 nieuwe moeders ontwikkelt het': Stagnaro-Green, A. (2012) Approach to the patient with postpartum thyroiditis, *The Journal of Clinical Endocrinology and Metabolism*, 97(2), pp. 334-342.

'43 procent van de gevallen heeft alleen hypothyreoïdie': Stagnaro-Green, A. (2012) *Ibid*.

BRONNEN

'vrouwen die post-partumthyreoïditis ontwikkelen hebben 25-30 procent kans dat ze binnen vijf tot tien jaar permanente hypothyreoïdie krijgen': Keely, E.J. (2011) Postpartum thyroiditis: An autoimmune thyroid disorder which predicts future thyroid health, *Obstetric Medicine*, 4(1), pp. 7-11.

'van degenen die in het derde trimester van de zwangerschap positief testen op schildklierantistoffen, zal 80 procent post-partumthyreoïditis ontwikkelen.': Prummel, M.F., en Wiersinga, W.M (2005) Thyroid peroxidase autoantibodies in euthyroid subjects, *Best Practice and Research: Clinical Endocrinology and Metabolism*, 19, pp.1-15.

'een hysterectomie vergroot je langetermijnrisico op een vaginale verzakking en urine-incontinentie': Forsgren, C. *et al* (2012) Vaginal hysterectomy and risk of pelvic organ prolapse and stress urinary incontinence surgery, *International Urogynecology Journal*, 23(1), pp. 43-48.

'van vrouwen boven de zestig vertoont tot 45 procent van de schildklieren tekenen van hypothyreoïdie': Felicetta, J.V. (1987) Thyroid changes with aging: significance and management, *Geriatrics*, 42(1), pp. 86-92.

'en tot 20 procent van de vrouwen boven de zestig heeft subklinische hypothyreoïdie': Surks, M.I. *et al* (2004) Subclinical thyroid disease: a scientific review and guidelines for diagnosis and management, *JAMA*, 291(2), pp. 228-238.

'je kans op depressie neemt toe in de perimenopauze, misschien [...] bleek dat 83 procent van de vrouwen geen stemmingswisselingen ervaart': Cohen L.S. *et al* (2006) Risk for new onset of depression during the menopausal transition: the Harvard study of moods and cycles, *Arch Gen Psychiatry*, 63(4), pp. 385-390.

'voordat ik met T begon, had ik een regelmatige, doorsnee cyclus die zo'n drie tot vijf dagen duurde [...] en het is niet afgenomen sinds ik met hormonen ben gestopt vanwege financiële en verzekeringsproblemen': Bliss, C. (2018) What trans and non-binary menstruators should know about periods, *Seventeen*, 1 juni 2018 [online]. Geraadpleegd van: https://www.seventeen.com/health/a20963434/trans- and-non-binary-periods/ [op 20 juni 2018].

'het feit dat een orgaan in jouw lichaam in staat is om af en toe het slijmvlies af te scheiden, zegt niets over wie je bent als persoon, of over hoe de wereld jou zou moeten zien. Je menstruatie bepaalt niet wie je bent.': Bliss, C. (2018) *Ibid*.

Hoofdstuk 3

'elke dag een kleine portie peulvruchten eten': Winham, D.M. en Hutchins, A.M. (2011) Perceptions of flatulence from bean consumption among adults in 3 feeding studies, *Nutrition Journal*, 10:128.

'een twaalfjarig durend onderzoek dat onder 70.000 vrouwen uitgevoerd werd door Harvard liet zien dat het consumeren van zuivel de kans op botbreuken niet vermindert.': Feskanich, D. *et al* (1997) Milk, dietary calcium, and bone fractures in women: a 12-year study, *American Journal of Public Health*, 87(6), pp. 992-997.

'halfvolle melk en magere melk [...] verminderen van de ovariële functie.': Chavarro, J.E. *et al* (2007) A prospective study of dairy foods intake and anovulatory infertility, *Human Reproduction*, 22(5), pp. 1340-1347.

'uit onderzoek bleek dat het slikken van melatoninesupplementen de kwaliteit van slaap kan verbeteren en menstruatiepijn kan doen verminderen': Keshavarzi, F. *et al* (2018) Both melatonin and meloxicam improved sleep and pain in females with primary dysmenorrhoea – results from a double-blind cross- over intervention pilot study, *Archives of Women's Mental Health*, 21(6), pp. 601-609.

'blootstelling aan blauw licht in de avond en nacht verhoogt alertheid': Chang, A-M. *et al* (2015) Evening use of light-emitting eReaders negatively affects sleep, circadian timing, and next- morning alertness, *Proceedings of the National Academy of Sciences of the United States of America*, 112(4), pp. 1232-1237.

'het gebruik van mobiele apparaten wordt ook gelinkt aan een vermindering van de productie van de schildklierhormonen': Mortavazi, S. *et al* (2009) Alterations in TSH and thyroid hormones following mobile phone use, *Oman Medical Journal*, 24(4), pp. 274-278.

'mensen die de ziekte van Hashimoto heeft [...] test positief op glutenspecifieke inflammatoire antilichamen die gelinkt worden aan coeliakie': Jiskra, J. *et al* (2003) IgA and IgG antigliadin, IgA anti-tissue transglutaminase and antiendomysial antibodies in patients with autoimmune thyroid diseases and their relationship to thyroidal replacement therapy, *Physiological Research*, 52(1), pp. 79-88.

'zet je telefoon delen van de dag uit (71 procent van de Britten doet dit nooit) ... (een derde van de Britten checkt zijn of haar telefoon net voor het slapengaan)': Wakefield, J. (2018) Phone and internet use: number of mobile calls drops for first time, *BBC*, 2 augustus 2018. [Online]. Geraadpleegd van: https://www.bbc.co.uk/news/technology-45033302 [op 21 augustus 2018].

'dat uit onderzoek naar voren kwam dat als je producten zonder ftalaten, parabenen en fenol gebruikt': Harley, K.G. *et al* (2016) Reducing phthalate, paraben, and phenol exposure from personal care products in adolescent girls: findings from the HERMOSA intervention study, *Environmental Health Perspectives*, 124(10), pp. 1600-1607.

Hoofdstuk 4

'is maar 12,4 procent van alle cycli zo lang': Vollman, R. F. (1977) *The Menstrual Cycle*, New York; Knopf, pp. 51-52.

'onderzoek wijst uit dat ziekenhuismedewerkers de pijn van vrouwen minder serieus nemen': Hoffmann, D.E. en Tarzian, A.J. (2001) The girl who cried pain: A bias against women in the treatment of pain, *The Journal of Law, Medicine and Ethics*, 29(1), pp. 13-27.

BRONNEN

'een onderzoek uit 2014, dat symptomen van depressie onderzocht in de periode voor de menstruatie': Prasad, A. *et al* (2014) Depressive symptoms and their relationship with endogenous reproductive hormones and sporadic anovulation in premenopausal women, *Annals of Epidemiology*, 24(12), pp. 920-924.

'geen duidelijk bewijs leverde om aan te tonen dat er onder de algemene bevolking een premenstruele aandoening bestaat die leidt tot een negatieve stemming': Romans, S.R. *et al* (2012) Mood and the menstrual cycle: A review of prospective data studies, *Gender Medicine*, 9(5), pp. 361-384.

'PMDD wordt gezien als een genetische aandoening [...] een afwijking hebben in hun alfa-oestrogeenreceptor': Huo, L. *et al* (2007) Risk for premenstrual dysphoric disorder is associated with genetic variation in ESR1, the estrogen receptor alpha gene, *Biological Psychiatry*, 62(8), pp. 925-933.

'dat ze gevoeliger zijn voor de effecten van oestrogeen en progesteron': Dubet, N. *et al* (2016) The ESC/E(Z) complex, an intrinsic cellular molecular pathway differentially responsive to ovarian steroids in premenstrual dysphoric disorder, *Molecular Psychiatry*, 22(18), pp. 1172-1184.

'maar liefst 84 procent van ons heeft last van primaire dysmenorroe': Grandi, G. *et al* (2012) Prevalence of menstrual pain in young women: what is dysmenorrhoea?, *Journal of Pain Research*, 5, pp. 169-174.

'warm bad net zo effectief kan zijn': Akin, M. *et al* (2004) Continuous, low-level, topical heat wrap therapy as compared to acetaminophen for primary dysmenorrhoea, *Journal of Reproductive Medicine*, 49(9), pp. 739-745.

'sporten gedurende je hele cyclus zorgt voor minder pijn tijdens je menstruatie': Dehnavi, Z.M., Jafarnejad, F. en Kamali, Z. (2018) The effect of aerobic exercise on primary dysmenorrhoea: a clinical trial study, *Journal of Education and Health Promotion*, 7(3).

'omega 3-vetzuren werken goed tegen ontstekingen en kunnen de werking van ibuprofen bij menstruatiepijn zelfs overtreffen.': Zafari, M., Behmanesh, F., en Mohammadi, A.A. (2011) Comparison of the effect of Omega-3 Fatty Acids and ibuprofen on treatment of severe pain in primary dysmenorrhoea, *Caspian Journal of Internal Medicine*, 2(3), pp. 279-282.

'data uit twee klinische proeven lieten zien dat het net zo effectief kan zijn als een behandeling met NSAID's': Wang, S.F., Lee, J.P. en Hwa, H.L. (2009) Effect of transcutaneous electrical nerve stimulation on primary dysmenorrhoea, *Neuromodulation*, 12 (4), pp. 302-309, en Kannan, P. en Claydon, L.S. (2014) Some physiotherapy treatments may relieve menstrual pain in women with primary dysmenorrhoea: a systematic review, *Journal of Physiotherapy*, 60(1), pp. 13-21.

'melatonine innemen in de vorm van supplementen zorgt voor een vermindering in menstruatiepijn en een verbeterde nachtrust.': Keshavarzi, F. *et al* (2018) Both melatonin and meloxicam improved sleep and pain in females with primary dysmenorrhoea – results from a double-blind cross- over intervention pilot study, *Archives of Women's Mental Health*, 21(6), pp. 601-609.

'excisie uitgevoerd door zeer bekwame chirurgen.': Pundir, J. *et al* (2017) Laparoscopic excision versus ablation for endometriosis-associated pain: an updated systematic review and meta-analysis, *Journal of Minimally Invasive Gynecology*, 24(5), pp. 747-756.

'komt retrograde menstruatie bij ongeveer 90 procent van alle menstrueerders voor': Halme, J. *et al* (1984) Retrograde menstruation in healthy women and in patients with endometriosis, *Obstetrics and Gynaecology*, 64(2), pp. 151-154.

'9 procent van de vrouwelijke foetussen endometriose vond': Signorile, P.G. *et al* (2009) Ectopic endometrium in human foetuses is a common event and sustains the theory of müllerianosis in the pathogenesis of endometriosis, a disease that predisposes to cancer, *Journal of Experimental and Clinical Cancer Research*, 28(1), p. 49.

'het gebruik van CBD-olie een bijzonder nuttige strategie kan zijn': Bouaziz, J. *et al* (2017) The clinical significance of endocannabinoids in endometriosis pain management, *Cannabis and cannabinoid research*, 2(1), pp. 72-80.

'een tekort aan vitamine D wordt gelinkt aan endo': Ciavattini, A. *et al* (2017) Ovarian endometriosis and vitamin D serum levels, *Gynaecology Endocrinology*, 33(2), pp. 164-167.

'een jaar lang op een glutenvrij dieet werden gezet': Marziali, M. *et al* (2012) Gluten-free diet: a new strategy for management of painful endometriosis related symptoms? *Minerva Chirurgica*, 67(6), pp. 499-504.

'kan zelfs je herstel van HA in de weg staan.': Falsetti, L. *et al* (2002) Long-term follow-up of functional hypothalamic amenorrhea and prognostic factors, *Journal of Clinical Endocrinology Metabolism*, 87(2), pp. 500-505.

'een toename van je *body mass index* (BMI) wordt geassocieerd met het terugkomen van je menstruatie.': Falsetti, L. *et al* (2002) Long-term follow-up of functional hypothalamic amenorrhea and prognostic factors, *Journal of Clinical Endocrinology Metabolism*, 87(2), pp. 500-505.

'er is een groeiende consensus dat een bereik van 0,4-2,5 mU/L als normaal zou moeten worden gezien voor TSH': The Practice Committee of the American Society for Reproductive Medicine (2012) Evaluation and treatment of recurrent pregnancy loss: a committee opinion, *Fertility and Sterility*, 99(1), pp. 103-111.

'Noors onderzoek suggereert dat de prevalentie hoger ligt.': Asvold, B.O., Vatten, L.J. en Bjøro, T. (2013) Changes in the prevalence of hypothyroidism: the HUNT study in Norway, *European Journal of Endocrinology*, 169(5), pp. 613-620.

'uit een onderzoek uit Colorado bleek': Canaris, G.J. *et al* (2000) The Colorado thyroid disease prevalence study, *Archives of Internal Medicine*, 160(4), pp. 526-534.

'maar twee uur schermtijd per dag kan je TSH doen stijgen en je T4 doen afnemen.': Mortavazi, S. *et al* (2009) Alterations in TSH and thyroid hormones following mobile phone use, *Oman Medical Journal*, 24(4), pp. 274-278.

'minder dan zes uur slaap per nacht wordt gelinkt aan een daling van TSH en

BRONNEN

'T4': Kessler, L. et al (2010) Changes in serum TSH and free T4 during human sleep restriction, *Sleep*, 33(8), pp. 1115-1118.

'een laag vitamine D-gehalte wordt gelinkt aan een stijging van schildklierantistoffen': Unal, A.D. et al (2014) Vitamin D deficiency is related to thyroid antibodies in autoimmune thyroiditis, *Central European Journal of Immunology*, 39(4), pp. 493-497.

'slechts 20 tot 45 procent van de adolescenten heeft in het eerste jaar van hun menstruatie ovulatoire cycli.': Borsos, A. et al (1988) *Ibid.*

'dit cijfer loopt op tot 75 procent in de eerste vijf jaar': Metcalf, M.G. et al (1983) *Ibid.*

'het gebruik van NSAID's zoals ibuprofen kan het bloedverlies met 20 tot 40 procent verminderen.': Lethaby, A., Augood, C. en Duckitt, K. (2000) Nonsteroidal anti-inflammatory drugs for heavy menstrual bleeding, *The Cochrane Database of Systematic Reviews*, 2.

'Von Willebrand, die het stollen van je bloed belemmert en zo kan resulteren in zware menstruaties, is goed voor ongeveer 20 procent van de gevallen': Edlund, M. et al (1996) On the value of menorrhagia as a predictor for coagulation disorders, *American Journal of Hematology*, 53 (4), pp. 234-238. Kadir, R.A. et al (1998) Frequency of inherited bleeding disorders in women with menorrhagia, *Lancet*, 351(9101), pp. 485-489.

'sommige mensen die het koperspiraaltje': Hubacher, D., Chen, P.L. en Park, S. (2009) Side effects from the copper IUD: do they decrease over time?, *Contraception*, 79(5), pp. 356-362.

'of de prikpil gebruiken als anticonceptie ervaren soms ook periodes waarin hun bloedingen zwaarder zijn en/of langer duren dan normaal': Jacobstein, R. en Polis, C.B. (2014) Progestin-only contraception: injectables and implants, *Best Practice and Research. Clinical Obstetrics and Gynaecology*, 28(6), pp. 795-806.

'en hoewel ze het bloedverlies zeker kunnen verminderen (zelfs tot 90 procent met de Mirena®)': *BMJ* (2004) 328:1199.

'endometriumablatie, waarbij de bekleding van de baarmoeder wordt weggeschraapt of vernietigd, zullen de bloedingen in 80 tot 90 procent van de gevallen afnemen. Er is wel een kans van 25 tot 50 procent dat je amenorroe (verlies van menstruatie) ontwikkelt': Royal Devon and Exeter NHS Foundation Trust (2017) *Endometrial Ablation* [online]. Geraadpleegd van: https:// www.rdehospital.nhs.uk/documents/patient-information-leaflets/gynaecology/patient-information-leaflet-endometrial-ablation.pdf [op 21 juni 2018].

'gepaard gaat met een verhoogd risico op een miskraam': Kohn, J.R. et al (2017) Pregnancy after endometrial ablation: a systematic review, *BJOG*, 125(1), pp. 43-53.

'ijzersuppletie kan je helpen te herstellen van zwaar bloedverlies en kan verder overmatig bloedverlies voorkomen': Taymor, M.L., Sturgis, S.H. en Yahia, C.

(1964) The etiological role of chronic iron deficiency in production of menorrhagia, *JAMA*, 187, pp. 323-327.

'een kruid genaamd herderstasje helpt bij het verminderen van bloedverlies': Naafe, M. *et al* (2018) Effect of hydroalcoholic extracts of capsella bursa-pastoris on heavy menstrual bleeding: A randomized clinical trial, *Journal of Alternative and Complementary Medicine*, 24(7), pp. 694-700.

'de eerste helft ervan kort is (wat gelinkt wordt aan een verminderde kans op zwangerschap)': Small, C.M. *et al* (2006) menstrual cycle characteristics: associations with fertility and spontaneous abortion, *Epidemiology*, 17(1), pp. 52-60.

'wat gekoppeld wordt aan problemen met zwanger worden en een zwangerschap in stand houden': Mesen, T.B. en Young, S.L. (2015) Progesterone and the luteal phase, a requisite to reproduction, *Obstetrics and Gynecology Clinics of North America*, 42(1), pp. 135-151.

'90 procent van de mensen met oligomenorroe (onregelmatige cycli) en amenorroe (het uitblijven van de menstruatie) uiteindelijk gediagnosticeerd wordt met pcos': Allahbadia, G. en Merchant, R. (2011) Polycystic ovary syndrome and impact on health, *Middle East Fertility Society Journal*, 16(1), pp. 19-37.

'en treft tot 15 procent van ons wereldwijd': Ding, T. *et al* (2017) The prevalence of polycystic ovary syndrome in reproductive-aged women of different ethnicity: a systematic review and meta-analysis, *Oncotarget*, 8(56), pp. 96351-96358.

'polycysteuze eierstokken komen zeer vaak voor. Ze worden gezien bij zo'n 25 procent van de mensen met eierstokken': Polson, D.W. *et al* (1988) Polycystic ovaries – a common finding in normal women, *Lancet*, 1(8590), pp. 870-872.

'maar het middel vermindert al na drie maanden gebruik ook je insulineresistentie': Adeniji, A.A. *et al*(2016) Metabolic effects of a commonly used combined hormonal oral contraceptive in women with and without polycystic ovary syndrome, *Journal of Women's Health*, 25(6), pp. 638-645.

'krachttraining kan de insulinegevoeligheid met 24 procent verbeteren': Van Der Heijden, G.J.*et al* (2010) Strength exercise improves muscle mass and hepatic insulin sensitivity in obese youth, *Medicine and Science in Sports and Exercise*, 42(11), pp. 1973-1980.

'ze komen vaker voor bij mensen met familieleden die ze hebben, en bij mensen met een Afrikaanse afkomst': Templeman, S.F. *et al* (2009) Risk factors for surgical removed fibroids in a large cohort of teachers, *Fertility and Sterility*, 92(4), pp. 1436-1446.

'omdat er een sterk verband bestaat tussen de consumptie van drank en het ontstaan van vleesbomen': Templeman, S.F. *et al* (2009) Risk factors for surgical removed fibroids in a large cohort of teachers, *Fertility and Sterility*, 92(4), pp. 1436-1446.